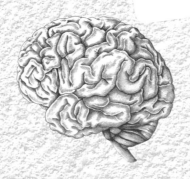

如何預防、診斷、治療腦中風，
就靠權威醫師以專業解說＋圖解，
給你最有效的超強神救援吧！

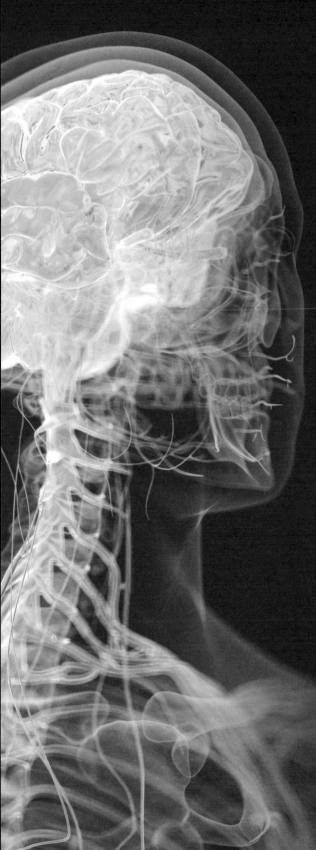

Preface 作·者·序

腦中風，
可以預防！

熟記口訣BE-FAST（快易通），把握黃金治療三小時，腦中風可以治療和預防！

世界衛生組織（WHO）統計的資料顯示，從1990年代起，腦中風就已經成為已開發國家中的第三大死因。而現今社會型態逐漸改變，飲食習慣及生活習慣也有所不同，使得處於高血壓、高血脂、高血糖、肥胖、抽菸等中風高危險因子的人們越來越多，腦中風的發生機率便上升許多。

在台灣，腦中風也是國人常見的疾病之一，不論是缺血性腦中風或是出血性腦中風，盛行率都不低。根據衛生福利部近10年來的統計，腦中風大多位居十大死因中

的第2～4位，平均每年奪走一萬多條寶貴的生命，更是致殘率第一名的疾病，對於個人一生有著重大影響，同時也帶來家庭及社會沉重的負擔。因此腦中風的預防和治療不再是特定族群的專屬，而是所有人都要有著高度敏感去積極關注的課題。

因此，宣導腦中風的相關常識是本書最重要的目的，熟記BE-FAST（快易通）口訣便能防患未然、即時反應。希望讀完本書，讀者可以更認識腦中風，知道腦中風是可以預防且可以治療的急症，能更快速地反應並及時治療。撰寫本書的另一目的，是要避免讀者一知半解地從網路上接收不完整的資訊，例如網路上一般稱腦動脈瘤為「腦中的不定時炸彈」，介紹的都是破裂的腦動脈瘤案例，實則臨床上有更多因檢查而意外發現的未破裂腦動脈瘤。本書也用了系統性的圖文來分析治療的方式與手術風險的相關知識以正視聽，採中道的立場避免過度心理恐慌及過度的醫療行為。

本書用淺顯易懂的文字、豐富的圖畫來解說急性腦中風及其他潛在的慢性腦血管疾病的相關知識，讓各種新型治療方法一目了然，並穿插豐富的案例加深大家對腦中風的認識，也附有最新的衛生福利部中央健康保險署的相關資訊，帶你破解迷思。另外，本書附有QR code，相關案例、手術說明、最新治療技術可

\ 預防腦中風
隨掃隨看！ /

隨掃隨看，還附有解答腦中風問題的影音，讓讀者快速搞懂，學習到腦中風的辨識與預防，才能保持健康長長久久。

Contents／目・錄

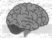

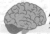

第5章【照護與福利篇】
臨床照護上常見的迷思與相關福利

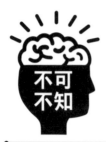

寫在本書之前

關於腦中風的 5大事實！

不可不知

1 【主要照顧者負荷沉重】

根據衛生福利部2019年十大死因統計顯示，腦血管疾病位居十大死因中的第4位，是成人殘障的第一要因，更是使用健保資源前三名的疾病。對於家中有腦中風患者的家屬來說，除了龐大的醫療費用及社會醫療資源開銷，長期下來的照護壓力更是體力與心神的消耗戰。

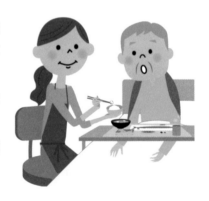

2 【心房顫動患者中風的機會是 一般人的5倍！】

根據統計，每6位腦中風患者，就有1人是因心房顫動所引起。心房顫動又稱為心房微顫或房顫，是心律不整的一種。發作時會因為心房不規律收縮，亂流使得心房內血液淤積，容易讓血液凝結成血栓。一旦血栓隨著血液流到腦部，就會阻塞腦血管，引發腦中風。研究顯示，有心房顫動的患者，其發生中風的機會為一般人的5倍，其中約90%是所謂的「缺血型腦中風」，且心衰竭和死亡率也較高。

心電圖的波形規律

正常心律

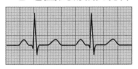

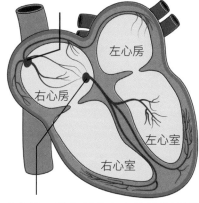

左心房

右心房

左心室

右心室

房室結：是心房與心室的神經脈衝傳遞站

心電圖的波形雜亂不規律

心房顫動

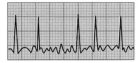

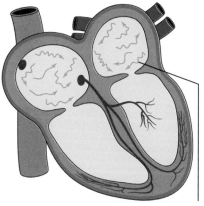

心房內單一或多個區域發生頻繁放電而產生不同程度的電波衝動，導致心跳不規則且非常快速。

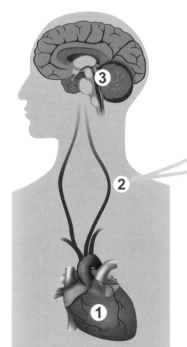

③

②

①

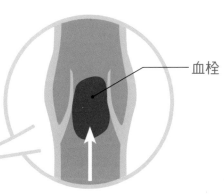

血栓

心房顫動會引發血栓，中風機率比一般人高5倍！

❶ 心房不規律收縮使血液淤積，容易形成血栓。

❷ 血栓隨著血液流入腦中。

❸ 血栓堵塞腦血管，引發腦中風。

3【男性腦中風病人較女性多】

　　一般人隨著年齡增加，罹患腦中風的機率也會增高，其中男性中風的預防上，需更為加強。就年齡而言，男性大於45歲，女性大於55歲即應注意。

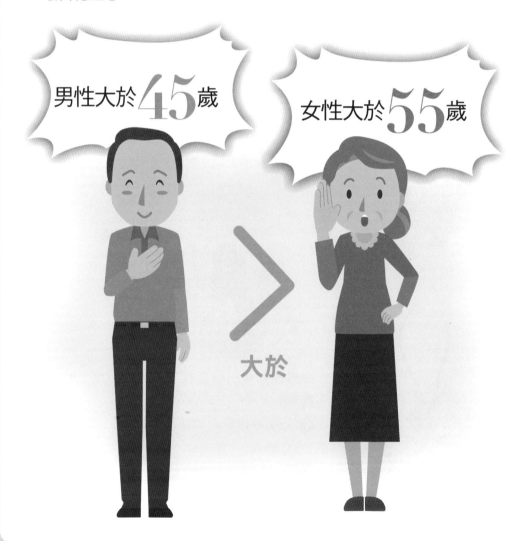

4 【東亞民族的腦出血發生率 高於西方白種人】

　　「種族」亦為中風之先天危險因子，根據研究顯示，東亞民族（華人與亞洲人等）的腦出血發生比例，明顯高於西方白種人；西方人多為顱外血管狹窄，東方人則有較高比率的顱內血管狹窄。

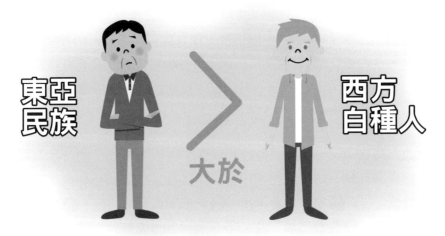

東亞民族 ＞ 西方白種人

大於

5 【憂鬱症會增加 1.5倍中風的風險！】

　　根據研究顯示，本身有憂鬱症或心情突然受到嚴重打擊，亦為發生中風的重要危險因素。因此預防腦中風，除了需避免高血壓、高血脂、糖尿病、抽菸、酗酒等危險因子外，若有重大的心理創傷或憂鬱症狀時，也需尋求專業協助。

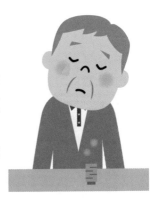

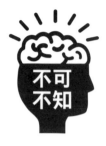

不可不知

腦中風前兆（警訊）——小中風發作

　　腦中風前兆（警訊）——小中風是「短暫性腦缺血」Transient Ischemic Attack（TIA）的俗稱，是一種身體對自己發出的警訊。許多中風患者在中風之前曾有過「小中風」的徵兆，通常只會維持數分鐘到數小時的症狀（定義為24小時內），就會逐漸恢復，故很多人常因此輕忽，以為很快恢復就無大礙。

　　但有報告指出，在「短暫性腦缺血」出現之後90天內，進展成腦中風的機率為10～20%，且當中有一半是發生在前48小時內。其發作時的表現可能有❶突然失去平衡、❷短暫單眼黑矇複視、❸短暫嘴歪眼斜流口水、❹突發口齒不清、❺單側手腳發麻無力或❻短暫不明原因昏厥等情形。短暫性腦缺血發作恢復後，並不表示腦中風的危險性消失，因此建議在此種警告症狀出現時，千萬不要忽視或抱持僥倖心態，應儘速前往醫院就診，接受積極的檢查與預防性的治療，便可避免失能性的大中風真的發生。

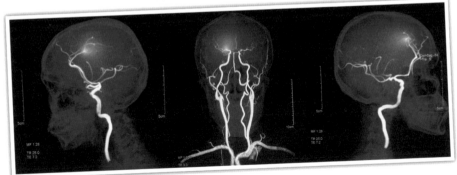

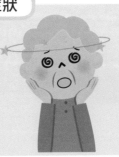

1 突然 **失去平衡**

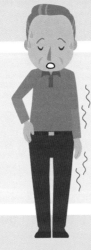

突然感覺 **單側手腳 麻痺無力** 2

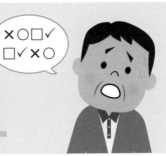

3 出現 **語言或 認知障礙**

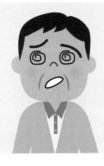

短暫性 **視力模糊** 4

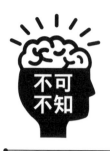

寫在本書之前

認識
腦中風臨床症狀

1【出血性腦中風臨床症狀】

　　大部分的出血性腦中風（包括蜘蛛網膜下腔出血與腦實質內出血）都是突如其來的，致病機轉常與瞬間交感神經系統興奮或血壓升高有關，其臨床症狀除了❶突發性單側麻木無力之外，輕則常併有❷以往未曾經歷過的爆炸性頭痛（40％）、❸噁心嘔吐（35％）、❹血壓偏高（87％），重則因腦壓急遽上升而導致❺意識障礙（50％），少數則會合併❻癲癇發作現象（6.1％）。

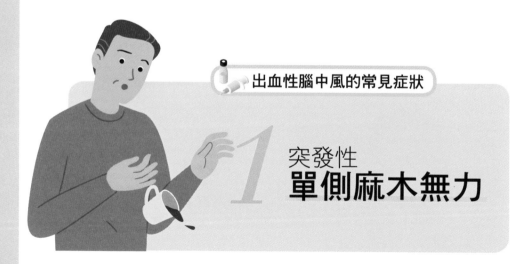

出血性腦中風的常見症狀

突發性
單側麻木無力

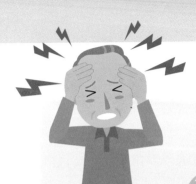

2 以往未曾經歷過的
爆炸性頭痛

3 噁心嘔吐

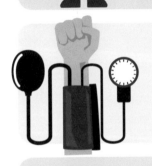

4 血壓偏高

5 突發
意識障礙 ？

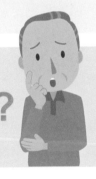

6 突發
癲癇發作

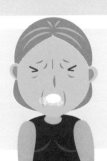

2【缺血性腦中風臨床症狀】

缺血性腦中風較少合併頭痛的症狀，而其表現非常多元，端視所受影響的區域功能與範圍大小。

一般人容易判別的特異性表現（如F-A-S-T口訣），包括：❶ 突然臉部麻木，❷ 突然單眼眼皮下垂，❸ 突然視力模糊、出現複視雙影，❹ 突然口齒不清大舌頭，❺ 突然失語說不出話，❻ 突然單側手腳肢體麻木無力，❼ 突然失去平衡。

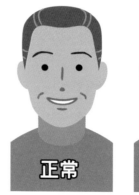
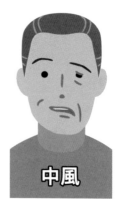

正常　　中風

另外，在一些慢性血管狹窄硬化的案例中，常可能經歷一段時期的腦部灌流低下狀態，會以一些無特異性的症狀表現，例如：出現暈眩（若與立即改變頭部姿勢有關，多是內耳不平衡所引起）、步態不平衡、記憶力明顯退化（屬一種血管性失智症）或原因不明的昏厥等。

臨床上，左側與右側腦中風的發生機率差不多，但有神經學家研究發現，左腦中風可能產生較嚴重的失語症狀，若有相似情況，親友較容易警覺到患者是腦中風，而儘快送醫搶救；反而是右側腦中風患者，能在黃金三小時內及時送到急診室接受血栓溶解劑治療的比率不到45%。

臨床常見症狀與腦中風快速鑑別整理表

	腦血管疾病相關	其他疾病相關
頭暈	「中樞型暈眩」的症狀，較與頭部轉動或改變姿勢無關。患者會常常有暈悶悶的不適感。若是急性發作又合併其他神經功能症狀，則需要考慮腦部實質病變（腦中風為其中一項診斷）；若是慢性時常反覆發作，則需要做腦血管相關檢查，來排除腦血管慢性阻塞所導致的循環不佳。	常見的原因為「周邊型暈眩」，即一般所謂的梅尼爾氏症或耳石脫落症，典型症狀易因頭部轉動或改變姿勢誘發，往往來勢洶洶，讓人感到天旋地轉，甚至嘔吐，但經休息及投予抗暈眩藥物後，可快速大幅改善。

	腦血管疾病相關	其他疾病相關
頭痛	出血性腦中風或動脈瘤破裂之蜘蛛網膜下腔出血的症狀為極劇烈頭痛，其疼痛的特性為全頭性或說不出精準部位的脹痛感。 急性缺血性腦中風較少以頭痛表現，且常合併其他神經功能障礙，較容易與其他頭痛病變區別，惟部分的慢性腦血管阻塞病患會以長期慢性頭痛、頭重感來表現。	一般可以指出精準疼痛部位之頭痛，多數為一種體壁神經的痛（其疼痛來源可能是頭皮／頭骨／腦膜上的小神經），而非為一種內臟神經痛，故不用擔心是否大腦出了問題。 另外，常見的頭痛原因尚包括偏頭痛、壓力性頭痛、緊張性頭痛、叢發性頭痛等，與腦中風無關，若長期經歷頭痛之苦，須至神經內科就醫，查出其病因並接受治療。

腦血管疾病相關	其他疾病相關
突發性後頸部劇烈撕裂痛（尤其近期頸部側位曾刮痧按摩過），需將較少見的頸動脈或椎動脈內膜剝離損傷列入考慮，也需注意引發腦中風的可能性。	絕大多數後頸部的僵硬疼痛，多與現代人長時間低頭或姿勢不良有關。這些日常習慣會導致頸部急性肌肉拉傷／發炎或慢性退化性頸椎椎間盤突出（俗稱骨刺）。 一般來說，患者透過多休息與熱敷治療，即可感到明顯改善，無須過度擔心恐慌。

頸部僵硬

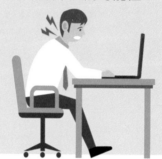

腦血管疾病相關	其他疾病相關
單眼短暫性無痛黑矇失明為腦中風的常見表現，絕不可掉以輕心，需儘速就醫。 另外，突然視野缺損，走路易撞到一側物體時，需考慮後枕葉視覺皮質病變（腦中風為其中一項原因）。	單眼或雙眼持續性視力模糊，往往為眼睛本身結構的異常，如視網膜病變或水晶體白內障等，建議先安排眼科檢查。 若眼睛突然疼痛且合併視力惡化，則須考慮急性青光眼的可能性，必須儘速至眼科就診，方能保住視力。

視力模糊

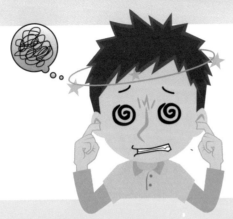

	腦血管疾病相關	其他疾病相關
耳鳴	腦血管疾病相關的耳鳴聲，為一種與心跳血流節律式搏動有關的聲響，例如咻咻聲或蹦蹦聲。 如果發生此狀況，可能與頸動脈狹窄、高位頸靜脈球部、動靜脈瘻管相關，需行腦血管檢查鑑別。	一般耳鳴的聲音，為一種與心跳血流節律式搏動無關的聲響，例如唧唧聲或嗡嗡聲。 如果發生此狀況，則可能與中耳或內耳功能退化有關，一般藥物治療後，可慢慢減輕改善症狀。

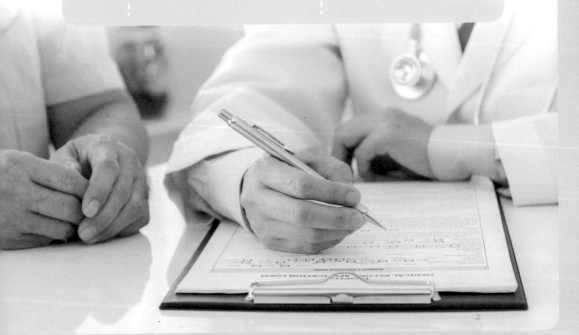

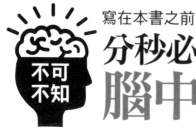

寫在本書之前

分秒必爭的急性
腦中風治療！

不可
不知

\ 醫師親自告訴你 /
腦中風

治療急性腦中風就是與時間賽跑，發作時掌握黃金急救時間，可以降低缺血對腦部細胞的破壞力，增加恢復程度及生活自理功能。目前急性腦中風的治療方式有兩種：❶ 靜脈溶栓術（詳見P.056），須於發作3～4.5小時內施打；❷ 動脈導管機械式取栓手術（詳見P.061），為最新發展的治療法，搶救黃金時間較3小時更長，達6～8小時或以上。

但不論接受何種治療方法，掌握黃金時間，儘早送醫才是最大的關鍵。「BE-FAST（快易通）」是腦中風發作時的緊急救命口訣，不論患者或家屬都應記住這個口訣，才能在第一時間辨別中風。

腦中風救命口訣
BE-FAST
（快易通）

Balance
Eye
Face
Arm
Speech
Time

Balance

突然喪失平衡、
走路不穩

★説明：行走時步態不穩、身體不平衡，甚至
　　　　有頭痛、眩暈的情形，即應注意。

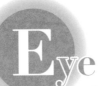 **check! 行走時身體不平衡**

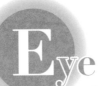 **check! 行走時有頭痛、眩暈的現象**

Eye

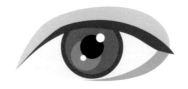

突發性單眼視力模糊、複視

★説明：看東西時，如有單眼視野的缺損（例如看不清楚、視力模
　　　　糊）、複視的情形（例如一物體看成兩物體），即應提高
　　　　警覺。

 check! 單眼視力模糊

 check! 複視

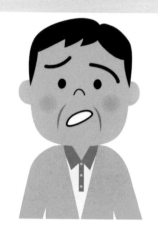

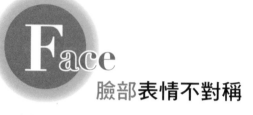Face
臉部表情不對稱

★說明：當感到顏面有一側異常時，請試著微笑或抬高眉毛，若無法順利提起嘴角或揚起眉毛，臉部出現不對稱的臉部表情，就需要注意。

 check! 臉部單側嘴歪眼斜
check! 無法微笑或抬高眉毛

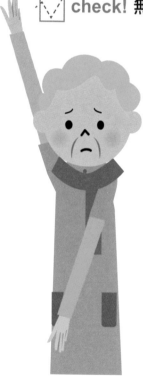

Arm
一側手臂無力下垂

★說明：試著將兩隻手臂向前平舉，觀察其中一隻手是否會漸漸下垂。

 check! 單側手臂麻痺或無力
check! 兩隻手臂無法維持向前平舉的姿勢

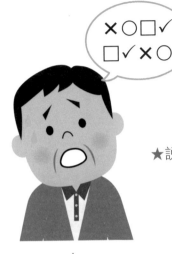

Speech
突然說話含糊不清

★說明：患者可能會口齒不清、胡言亂語、無法
順利說出簡單的句子，且無法理解別人
所說的話。建議家屬可以請患者重複你
說的話，評估是否清晰。

 check! 突然口齒不清
check! 突然語意不明
 check! 突然無法順利說出簡單的句子
check! 突然無法理解別人所說的話

Time
記得發作的時間

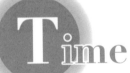

★說明：搶救中風分秒必爭，當有以上現象
時，請記住發作的明確時間點，並
立即就醫，不可拖延。

 check! 記下發作的時間
 check! 立即叫救護車
 check! 別期待症狀自行消失或抱持「再觀察一
下」的想法

【腦中風搶救口訣：
微笑，舉手，說您好】

FAST為判斷腦中風的重要口訣，台灣根據此口訣發展出許多相關的標語，致力於宣導腦中風知識。2020年腦中風學會推出最新在地化標語，致力於宣導腦中風知識，讓民眾可以提高警覺，把握黃金3小時送醫。

醫師宣導影片
\ 微笑，舉手，說您好 /

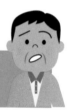

微笑 臉部表情不對稱或出現嘴角歪斜

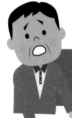

手臂無力或出現單側手臂下垂 **舉手**

說您好 說話含糊，無法表達清楚

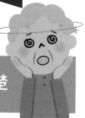

當疑似有中風徵兆，應記下發作時間，立即送醫 **打119送醫**

★資料來源：腦中風學會

【中風1-1-2快速識別】

如何快速識別中風？運用「中風112」也是另一救命口訣喔！

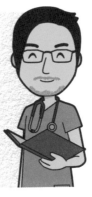

1：一張臉，不對稱，嘴巴歪

1：一隻胳膊，沒力氣，不能抬

2：兩片嘴唇，說不清，不明白

　　大家都知道緊急狀況打119，但很少人知道「求救電話——手機直撥112」。為了應變緊急危難，避免偏遠地區或者因為天災人禍收不到訊號及使用自家行動電話訊號的用戶無法撥打，行動電話也開始有求救電話了！就算手機已收不到訊號，只要在手機有電力的狀況下，就可以不必輸入密碼，免費直撥「112」發出求救訊號。

【119、112比較表】

	119	112
市內電話可否撥打	可以直接撥打	不可以
行動電話可否撥打	可以	可以
市區、郊區、山區（有訊號時）	優先	次要
市區、郊區、山區（無訊號時）	無法撥打	優先
市區、郊區、山區（無基地臺時）	無法撥打	無法撥打

★資料來源：內政部消防署

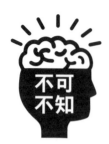

不可
不知

寫在本書之前

在瞭解腦中風之前，先認識血管吧！

[人體的血管系統就像是
連結整個城市的交通幹道]

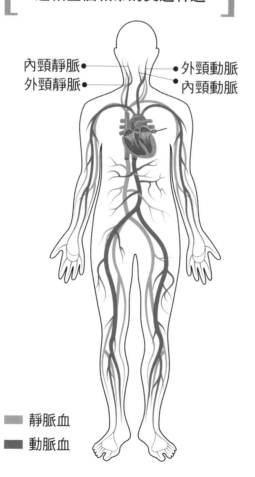

內頸靜脈●
外頸靜脈●

●外頸動脈
●內頸動脈

■ 靜脈血
■ 動脈血

人體的血管系統就像是連結整個城市的交通幹道，而血管負責的，就是將血液和營養供送到各個組織以維持身體機能，一旦壅塞不通，城市（人體）機能便會下降。

無論是先天的血管發育不良，或是後天形成的血管老化和硬化，最後結果一定是身體機能受損，導致長期健康問題。所以現代人要保持健康，首要之務就是注意自己的血管品質，並掌握保養血管的知識，進而付諸行動、身體力行，才能遠離疾病，健康久久。

【任何人都必須注意的──血管粥狀硬化】

粥狀硬化是膽固醇在血管裡沉澱、累積，最後形成粥狀斑塊，使得血管通道變窄甚至阻塞的現象。

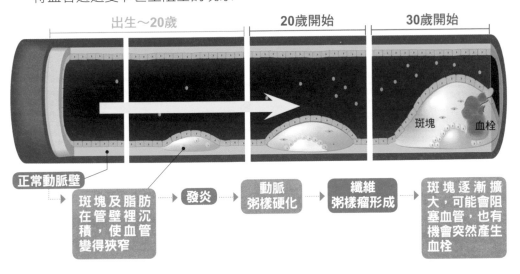

出生～20歲　　20歲開始　　30歲開始

斑塊　血栓

正常動脈壁

斑塊及脂肪在管壁裡沉積，使血管變得狹窄 → 發炎 → 動脈粥樣硬化 → 纖維粥樣瘤形成 → 斑塊逐漸擴大，可能會阻塞血管，也有機會突然產生血栓

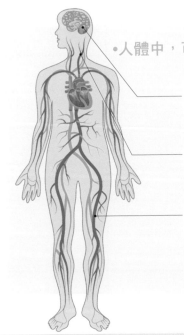

•人體中，可能會發生血管粥狀硬化的部位有：

腦血管，會造成中風和短暫性腦缺血的現象。

冠狀動脈，終導致心臟病發作。

周邊動脈，行走時腿部會有疼痛感，且發生間歇性跛行。

血管健康自評表

▼以下敘述中，如果有跟自己日常生活
情況相符的情境，請打勾

	評估項目	是	否
1	生理性別：男		
2	年齡大於40歲		
3	吃飯速度快，或是喜歡吃到很飽		
4	愛吃肉或油炸食品		
5	蔬菜攝取量少		
6	很少吃魚		
7	常只吃單一餐點當做正餐 （如炒飯、義大利麵……等）		
8	常吃外食或便當		
9	常吃麵並會把湯喝完		
10	常吃速食或零食		
11	常喝酒		
12	很少甚至幾乎不運動		
13	很少走路，就算短程也要搭車		
14	有發胖的傾向		
15	總忙於公事或家事		

	評估項目	是	否
16	長期睡眠不足		
17	常覺得心裡很焦躁		
18	常覺得壓力大		
19	休閒時間沒特別嗜好		
20	血壓偏高		
21	血糖偏高		
22	低密度膽固醇偏高		
23	有家族中風或心肌梗塞病史		
24	抽菸或戒菸不滿十年		
25	爬樓梯時胸部會痛		
26	手腳發冷		
27	四肢有麻木感		
28	常忘東忘西		

以上**28**個項目，我符合＿＿＿＿＿＿＿項：

●**1～6項**：血管品質尚屬年輕健康，天生麗質，繼續保持！

●**7～12項**：體質不差但生活好習慣需建立，才能健康久久！

●**13～20項**：已屬中風危險族群，需拿出計畫改善現況！

●**21～28項**：屬中風之高危險族群，千萬不要拿
　　　　　　自己的性命來賭！

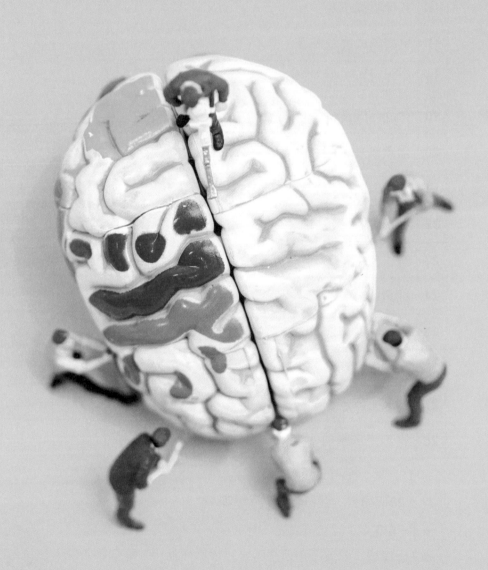

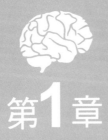

第1章

【基本知識篇】

腦中風知多少

一看就懂！圖解 腦血管網絡結構

在進入腦中風這個主題之前，我們先簡單圖解大腦的功能，以及說明血管與大腦之間的關係：

1【大腦的構造】

概略來說，我們的大腦構成有以下幾個區塊：

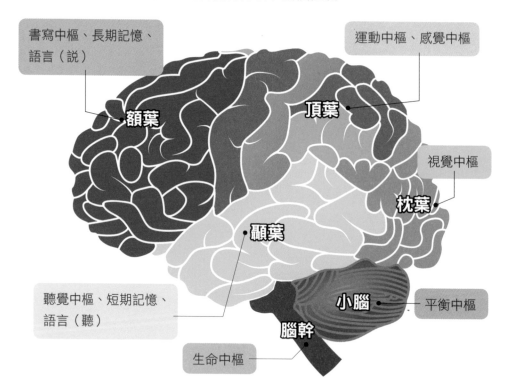

書寫中樞、長期記憶、語言（説）

運動中樞、感覺中樞

額葉

頂葉

視覺中樞

枕葉

顳葉

聽覺中樞、短期記憶、語言（聽）

小腦

平衡中樞

腦幹

生命中樞

大腦除了皮層（也就是腦部最外層有著彎曲皺折的部分，可分為額葉、頂葉、顳葉和枕葉）各自有所屬的分工之外，左右腦也分別職掌了不同的工作：

 左大腦 → 負責右半邊肢體的運動與感覺。
右大腦 → 負責左半邊肢體的運動與感覺。

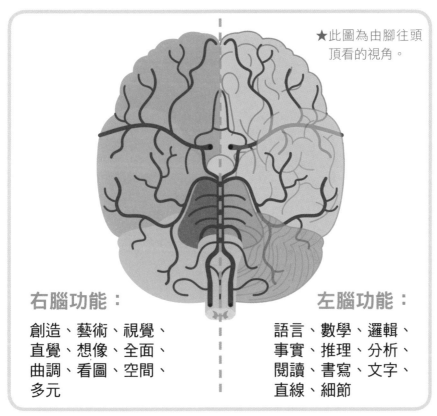

★此圖為由腳往頭頂看的視角。

右腦功能：
創造、藝術、視覺、直覺、想像、全面、曲調、看圖、空間、多元

左腦功能：
語言、數學、邏輯、事實、推理、分析、閱讀、書寫、文字、直線、細節

所以大多數右撇子的人，其語言的優勢半球是在**左腦的額葉和顳葉區**（優勢半球指的是語言活動占優勢的一側腦半球），如果腦中風發生在左大腦的話，除了造成患者右半邊肢體受損之外，也有患上失語症的可能，病症表現會較為嚴重。

2【大腦的血管線路】

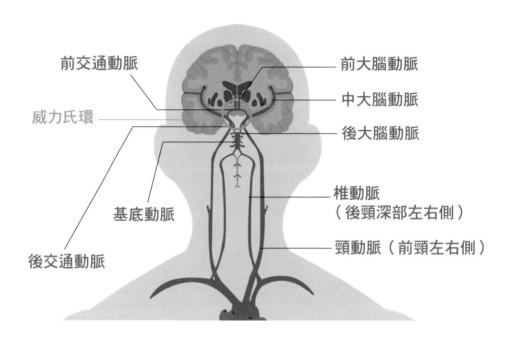

前交通動脈

威力氏環

基底動脈

後交通動脈

前大腦動脈

中大腦動脈

後大腦動脈

椎動脈
（後頸深部左右側）

頸動脈（前頸左右側）

　　正常來説，頭頸部共有四條大血管在供應腦部的血流：兩條**頸動脈**，以及兩條**椎動脈**。頸動脈在前頸左右兩側，椎動脈則在後頸深部的左右兩側，而很多人在先天上，其中一側的椎動脈發育可能會較細。

　　頸動脈一路往上延伸到腦部，接著分成通往大部分頂葉、顳葉的**中大腦動脈**，與通往額葉的**前大腦動脈**；而二條椎動脈在顱底，會匯聚成一條**基底動脈**通往腦幹與小腦，基底動脈最遠端再分支成**後大腦動脈**，通往枕葉。

在顱底，左右頸動脈常有**前交通動脈**互連，同側內頸動脈也常與**後交通動脈**及同側的後大腦動脈相連，形成的圓環特稱為**威力氏環**（Circle of Willis），但也常見許多人此圓環先天發育不完整。

除了大血管有圓環交通，少部分人的中、小型末梢血管也有相互接連的交通，這就是所謂的**側枝循環**，所以有些人即使大血管阻塞不通，也行動自如、毫無感覺。

認識腦血管側枝循環

就像四通八達的捷運路線一樣，我們的血液也是可以由各路管線流向體內所有器官，在主要幹道（大血管）受阻的時候，其他旁支血管會擴張，幫忙把所需的氧氣跟養分帶到目的地，形成一種**側枝循環**。如果這種情形出現在大腦中，就叫做腦血管側枝循環。

**醫師
報你知**

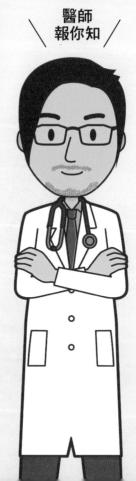

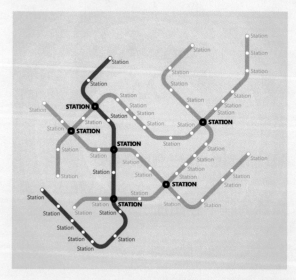

▲ 血管就像四通八達的捷運路線，彼此互有聯繫

什麼是腦中風？

　　腦中風泛指突發性的**腦血管異常**（包括腦內出血或缺血），導致腦內組織血液循環不良，引發身體有部分（以單側性為主）感覺、運動或意識功能的**暫時**或**永久失能**。

正常的腦部

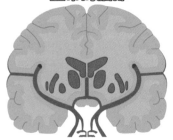

▲正常腦部血液供給狀態

血液溢出到
蜘蛛網膜
下腔

出血性腦中風

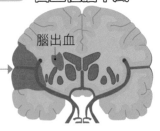

腦出血

缺血性腦中風

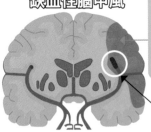

藍紫色塊：
血流供應受
阻時所影響
的區塊

血液供應
受阻處

▲出血性及缺血性腦中風發生時，腦部血液呈現的狀態

　　這兩種型態的腦中風成因，分別會出現三種臨床病變：

缺血性：腦梗塞
出血性：腦溢血、蜘蛛網膜下腔出血

　　接下來，本章將逐一說明上述的腦中風類型。

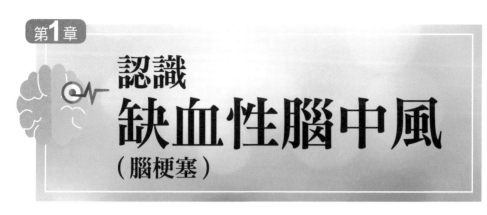

第1章

認識 缺血性腦中風（腦梗塞）

缺血性腦中風是指<u>腦內血管通道受到阻塞</u>所引起的神經功能喪失。阻塞的常見原因有四種：

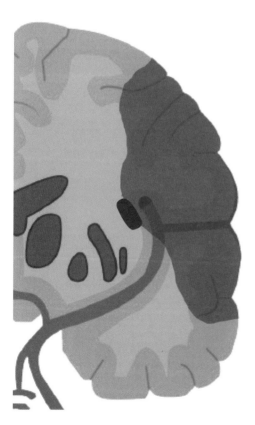

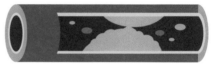

❶ 腦血管內的硬化斑塊累積造成血液流動不通暢。

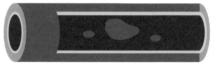

❷ 頸部血管中，因渦流形成的血栓往上漂流至腦部血管造成阻塞。

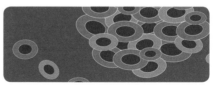

❸ 因高凝血體質（如服用避孕藥或患有血液類疾病）而形成的血栓，往上漂流至腦部血管造成阻塞。

❹ 因心臟結構異常或心律不整而形成的血栓，順著血流漂流至腦部血管造成阻塞。

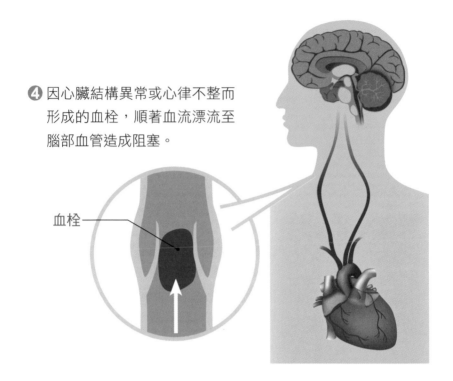

血栓

血液渦流跟血栓形成之間的關係

　　當線性流體（血流）遇到狹窄處時，便會產生渦流，此時若血液太過黏稠，在渦流中心滯留的血液易形成血栓，而血栓打出後則發生中風。

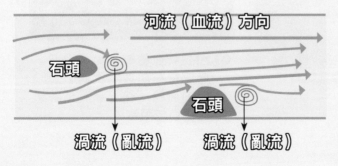

河流（血流）方向

石頭

石頭

渦流（亂流）　　渦流（亂流）

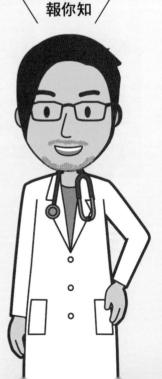

認識出血性腦中風
（俗稱腦出血或腦溢血）

出血性腦中風是指腦內穿通枝小血管的**自發性破裂出血**，常被認為與高血壓有關，出血後形成的血塊導致局部腦細胞直接或間接遭受破壞或壓迫，進而引發神經功能喪失。

出血性腦中風好發於50～60歲的男性，少部分則是因特殊的先天腦血管異常病灶所引發，如：腦動靜脈畸形、硬腦膜瘻管、海綿狀血管瘤……。（見第4章P.140）

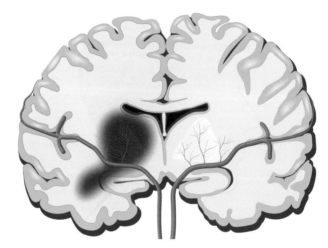

▼出血性腦中風在電腦斷層掃描中呈現的樣子

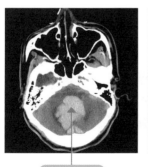

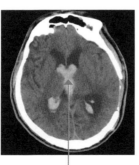

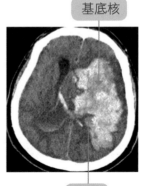

基底核

腦幹出血

腦室內出血

視丘

第1章

認識自發性蜘蛛網膜下腔出血
（或稱大血管動脈瘤破裂）

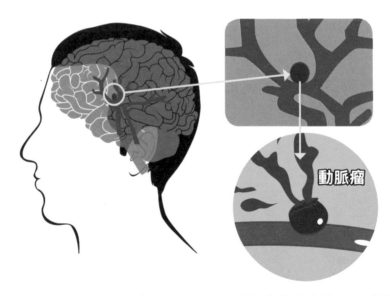

動脈瘤

　　自發性蜘蛛網膜下腔出血，是貼近顱底部位的大血管，因體質差異或較薄弱的大血管管壁被血流長期沖擊而長出的囊泡（俗稱動脈瘤，但並不是真的腫瘤）破裂所致。

　　這種型態的出血性中風，一般好發在40～60歲的女性身上，破裂時產生的積血會累積在蜘蛛網膜下腔，引發顱內壓急遽上升，臨床的病症表現多為**一輩子不曾經歷過的爆炸性劇烈頭痛**，甚者會直接昏迷或死亡。

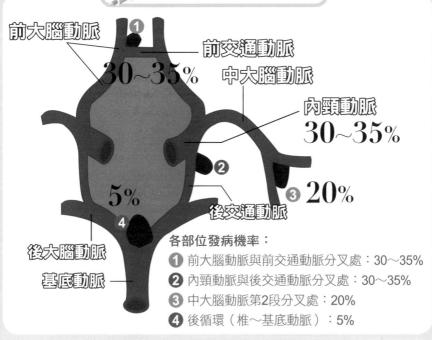

各部位的發病機率示意圖

前大腦動脈
❶
前交通動脈
中大腦動脈
30～35%
內頸動脈
30～35%
❷
❸ 20%
5%
❹
後交通動脈
後大腦動脈
基底動脈

各部位發病機率：
❶ 前大腦動脈與前交通動脈分叉處：30～35%
❷ 內頸動脈與後交通動脈分叉處：30～35%
❸ 中大腦動脈第2段分叉處：20%
❹ 後循環（椎～基底動脈）：5%

醫師我有問題

這三種型態的腦中風個別發生的比例為何？
何者最多？

早期台灣社會以出血性腦中風
為多，這種現象跟控制高血
壓的觀念不普及有關係。但二十世紀以
後，隨著公共衛生進步，高血壓的控制
已成常識，平均壽命也大幅提高，所以
轉變成好發在高齡民眾間的「缺血性腦
中風」佔七成，「出血性腦中風」佔約
二成，「動脈瘤破裂的蜘蛛網膜下腔出
血」約佔一成。

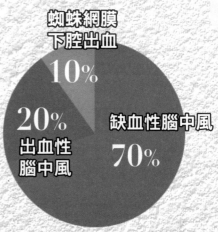

蜘蛛網膜
下腔出血
10%
20%
出血性
腦中風
缺血性腦中風
70%

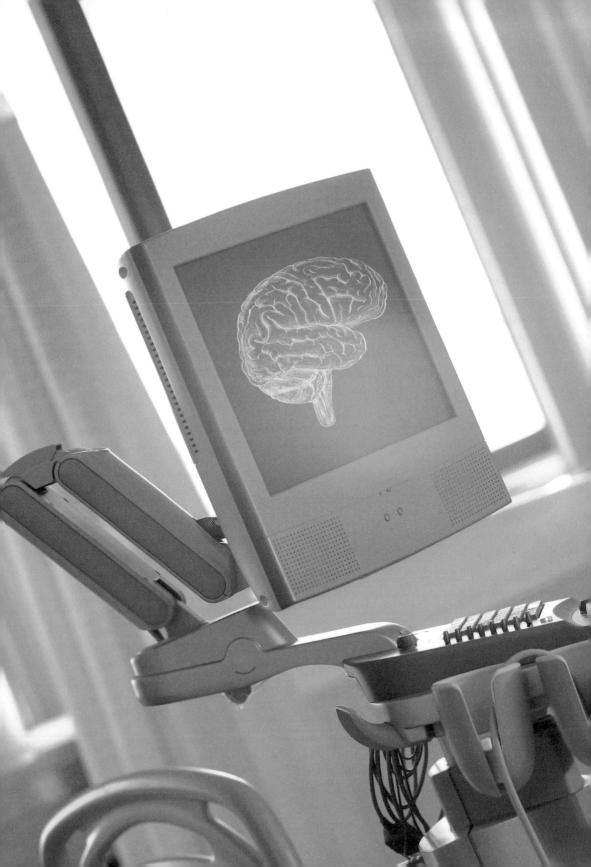

第**2**章

【檢查與治療篇】

腦中風的常用檢查
與最新治療

第2章

腦中風的檢查

任何疾病都是預防勝於治療，中風尤其如此。由於全身各部位的血管病變並非一般的健康檢查就可以發現，必須用對檢查的工具，方能正確地診斷出病灶。以下簡單介紹各種不同的檢查工具，提供給各位參考。

• 誰應該接受腦部檢查？

☑ 突然出現明顯單側無力、嘴歪眼斜、語言口齒不清、單眼短暫黑矇、非特殊姿勢引發之單側肢體感覺麻木（應即刻就醫檢查）

☑ 中風之高危險族群（可參考P.028的「血管健康自評表」）

☑ 有腦中風家族史者

☑ 常常頭痛、頭暈不適，經醫師初步診斷後，無具體結論者

☑ 一般民眾建議50歲以上可以考慮自費做一次腦部影像檢查，若檢查結果正常，則五年內可不用密集檢查；如經檢查發現問題，則應針對重點檢測

1【頸部血管超音波檢查與 穿顱都卜勒超音波檢查】

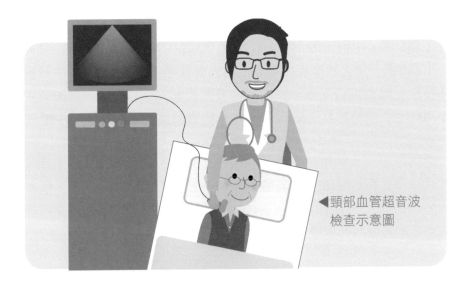

◀ 頸部血管超音波 檢查示意圖

　　最廣為使用在篩檢（screening）缺血性腦中風相關之血管阻塞性病變的工具，就是頸部血管超音波檢查與穿顱都卜勒超音波檢查（Carotid & Transcranial Doppler Scan）。其優點為可以快速又無侵入性地檢視大血管的內膜厚度與測量流速，直接或間接地估算出血管的狹窄比例，且適合用於反覆追蹤檢查，用以比較現在與過去血管的變化，或用來追蹤支架或手術後的情形。

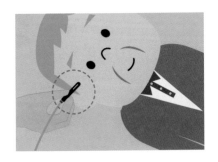

　　其缺點是操作者或判讀醫師的經驗會影響報告的結果，另外，顱內段的血管會因顱骨的干擾而不易準確地評估。

◀ 穿顱都卜勒超音波檢查示意圖

圖解血管狹窄比例

血管狹窄比例的計算有兩種方式：一般血管超音波檢查的計算方式多採歐式，是以狹窄處的殘餘管徑（下圖B處）比上同一處的原始管徑（下圖C處）；而一般治療上多採北美制訂的計算方式，乃殘餘管徑（下圖B處）比上狹窄處遠方的正常血管管徑（下圖A處）。由於狹窄多發生在頸動脈分叉處，而分叉處多有膨大，故同一案例上因歐式（C－B／C）的分母為比A還要大的C，計算起來狹窄比例就會較高。

舉例來説，一般頸動脈超音波報告上的80%狹窄，換算成治療時的美式狹窄比例約為60%，若頸動脈超音波報告上是70%狹窄，換算成治療時的美式狹窄比例則約為40%，此時可能還未達需要支架或內膜剝脱手術治療的門檻標準。

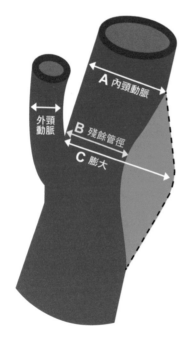

治療時的 美式狹窄比例 （NASCET）	一般頸動脈超音波 報告上的狹窄比例 （ECST）
30%	65%
40%	70%
50%	75%
60%	80%
70%	85%
80%	91%
90%	97%
計算方式： $NASCET = \dfrac{A-B}{A}$	計算方式： $ECST = \dfrac{C-B}{C}$

A 內頸動脈

外頸動脈

B 殘餘管徑

C 膨大

頸動脈狹窄變化圖

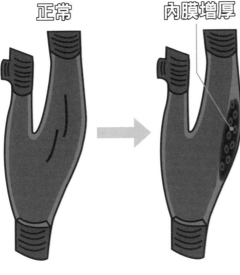

正常　　　　內膜增厚

輕度狹窄
20～49%

高度狹窄
70～99%

中度狹窄
50～69%

斑塊、潰瘍、
栓子脫落

第**1**章
基本知識篇

第**2**章
檢查與治療篇

頸部血管超音波檢查與
穿顱都卜勒超音波檢查

第**4**章
進階篇

2【電腦斷層檢查】

電腦斷層檢查（Computerized Tomography, CT）是臨床上檢查腦中風最為廣用與實用的一項檢查，只需花個3～5分鐘就可以快速提供腦部重要的資訊，但根據檢查時是否靜脈注射顯影劑與檢查方式設定的不同，又可細分為：

• 不打顯影劑的一般電腦斷層檢查（Non-contrasted CT）：

是最基本的檢查項目，特別有用於發現出血性腦中風（腦出血）與自發性蜘蛛網膜下腔出血，對於六小時內的缺血性腦中風則不易明確判定。

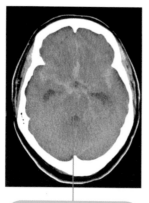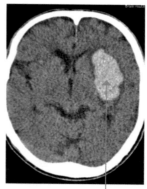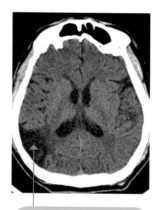

無顯影劑電腦斷層對腦出血（白色）極為敏感，此圖所示為動脈瘤破裂所致之自發性蜘蛛網膜下腔出血

無顯影劑電腦斷層對腦出血（白色）極為敏感，此圖所示為自發性左側基底核出血

無顯影劑電腦斷層對六小時內之急性缺血性腦中風不敏感，此圖所示為陳舊性腦中風所致之腦組織萎縮，呈無腫脹現象之低密度（黑色）

第1章
基本知識篇

第2章
檢查與治療篇

電腦斷層檢查

第4章
進階篇

- 需打顯影劑的電腦斷層血管攝影
（Computerized Tomographic Angiogram, CTA）：

可全面性地評估頭頸部動脈血管的靜態影像，且經3D立體組像後，可清楚地呈現大血管的結構異常，如腦血管動脈瘤、腦血管動靜脈畸形與腦血管的狹窄程度。

檢查前需先抽血檢測腎功能。血清尿素氮（BUN）與肌酸酐（Cr）是評估腎臟功能的常用指標，正常人血清尿素氮的含量為10～15mg/dl，肌酸酐的正常值為0.6～1.4mg/dl，若腎功能不正常則不建議注射大量高濃度的顯影劑，需醫師謹慎評估其檢查之必要性。另外，因擔心注射顯影劑後出現嚴重過敏與嘔吐不適等情形，除了緊急狀況外，一般皆需空腹禁食八小時方得檢查。

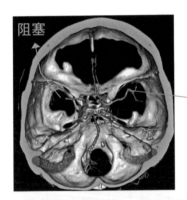

阻塞

→ 正常

電腦斷層血管攝影經3D立體組像後，可清楚地呈現大血管的結構，此圖所示為左側大腦中動脈急性阻塞。

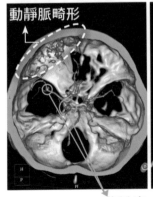

動靜脈畸形

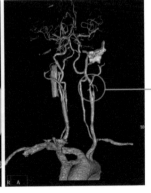

→ 左側頸動脈狹窄

動脈瘤

- 需打顯影劑的電腦斷層腦組織灌流檢查
  （Computerized Tomographic Perfusion scan, CTP）：

  在同一小範圍內進行快速重複掃描，追蹤顯影劑流通過腦組織的快速程度，特別有用於急性缺血性腦中風。判定腦組織血液灌流的情形，可以區分已梗塞死亡區（infarct core）與缺血待援救區（Penumbra）。一般為包含在電腦斷層血管攝影（CTA）檢查內的一子項目。

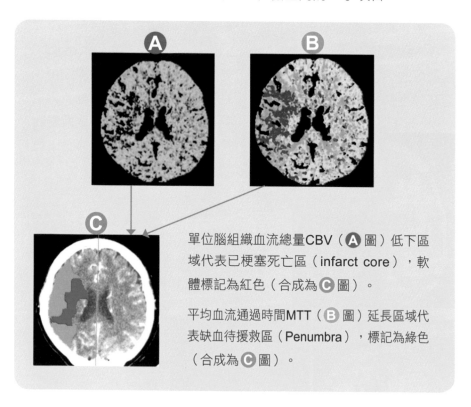

單位腦組織血流總量CBV（Ⓐ圖）低下區域代表已梗塞死亡區（infarct core），軟體標記為紅色（合成為Ⓒ圖）。

平均血流通過時間MTT（Ⓑ圖）延長區域代表缺血待援救區（Penumbra），標記為綠色（合成為Ⓒ圖）。

電腦斷層檢查的缺點是有放射線暴露劑量的考量，所以同一患者不宜短時間內接受太多次檢查，也不宜將電腦斷層檢查當作一線的篩檢工具，另外，<u>若需接受注射顯影劑的電腦斷層檢查，要注意患者腎功能惡化與嚴重過敏反應的可能性。</u>

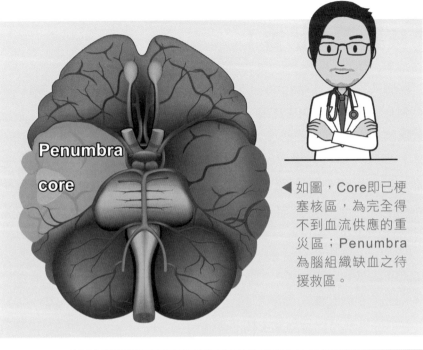

Penumbra

core

◀ 如圖，Core即已梗
塞核區，為完全得
不到血流供應的重
災區；Penumbra
為腦組織缺血之待
援救區。

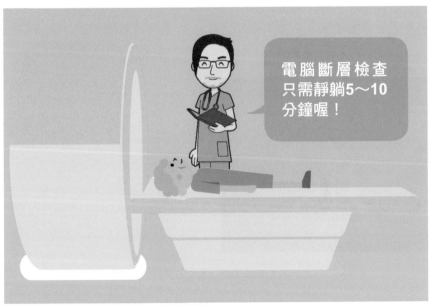

電腦斷層檢查
只需靜躺5～10
分鐘喔！

▲電腦斷層檢查示意圖

3【核磁共振檢查】

核磁共振檢查（Magnetic Resonance Image, MRI）是利用電磁波偵測身體組織的2D與3D結構，可以由設定檢查條件的不同，做出具組織鑑別的各種特殊影像。其優點為較電腦斷層檢查提供更詳細的訊息，而且<u>並無放射線暴露的疑慮</u>，即使不注射核磁共振檢查的顯影劑，仍能呈現血管內流體的訊號影像，特稱為核磁共振血管攝影（Magnetic Resonance Angiography, MRA）。

若靜脈注射顯影劑（與電腦斷層使用之含碘顯影劑不相同，較不易發生過敏與腎功能惡化），其可提供更多更準確的訊息，是檢查腦部組織與腦血管的利器。但缺點是費用高、檢查時間較久（約30～40分鐘）、需於檢查隧道中靜躺不動（配合度要高）、身體內不可有金屬植入物（如心臟節律器）**註**、檢查時會聽到吵雜的隆隆聲響，大血管3D解像度不若電腦斷層血管攝影CTA，故一般不應用於緊急的急性腦中風患者（費時且需高配合度）。

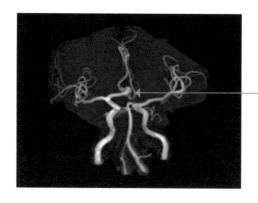

無顯影劑核磁共振可良好呈現腦血管之2D／3D結構，有注射顯影劑則呈現效果更佳，此圖所示為前交通動脈瘤（箭頭所指之血管膨大處）

註 最新的心臟節律器可抗磁，但在台灣並不普及，其他所有現代的血管內植入物，包括支架、血管夾、神經外科永久性手術植入物皆為抗磁材質，可安全地接受核磁共振檢查。

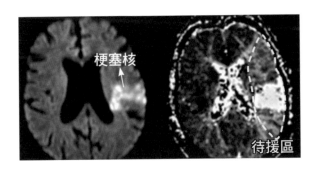

第1章
基本知識篇

第2章
檢查與治療篇

核磁共振檢查

數位減影式血管攝影檢查

第4章
進階篇

4【數位減影式血管攝影檢查】

數位減影式血管攝影檢查（Digital Subtraction Angiography, DSA）是解像度最佳的腦血管檢查，可提供較細小血管的立體結構，甚至是加上時間軸的4D影像。其主要缺點是需住院二日接受此一侵入性檢查，由手部肱橈動脈或鼠蹊部的股動脈插入導管，並選擇性地深入頭頸部個別血管，逐一注射與電腦斷層檢查同一種的含碘顯影劑，故需考慮不舒適度、血管損傷與醫源性中風的風險（千分之二～五）、顯影劑的腎負荷與過敏性。

▲數位減影式血管攝影檢查圖

CTA、MRA、DSA比較表

	電腦斷層腦血管成像（CTA）	核磁共振血管攝影（MRA）	數位減影式血管攝影檢查（DSA）
放射線暴露	高	無（適合做為體檢工具）	中
顯影劑腎負荷	高	低	高
顯影劑過敏性	中	低	中
大血管影像解析度	高	低	最佳
侵入性與風險性	靜脈注射	靜脈注射	動脈注射
缺血性腦中風應用性	高	中	高
出血性腦中風應用性	高	低	高
腦動脈瘤應用性	高	中	高
AVM動靜脈畸形應用性	中	高	高

5【核子醫學腦血流灌注檢查】

核子醫學腦血流灌注檢查（Single-Photon Emission Computerized Tomography, SPECT）是一種核子醫學掃描（勿與非具放射線之核磁共振檢查混淆）。此檢查將具有放射線的同位素（如99mTc-HMPAO）經靜脈注射至身體中，經一段時間循環吸收後，患者再靜躺在放射線接收屏下數十分鐘，最後便能依放射線同位素在腦組織中分布的多寡，判定何處的腦組織血液循環較低下。一般不適用於急性腦中風的情況下，若搭配CTA／MRA／DSA檢查中大血管的狹窄情況做綜合判讀，可提供慢性缺血性腦中風的治療選擇判斷（如腦血管繞道手術、腦血管支架手術）。

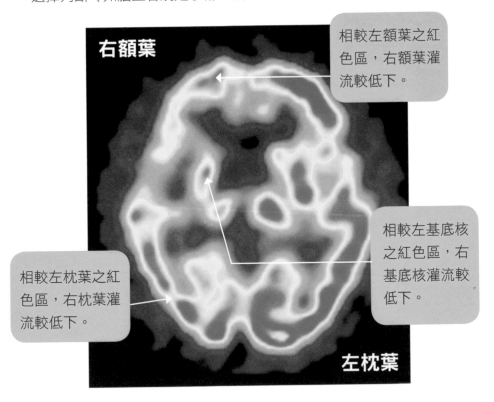

右額葉

相較左額葉之紅色區，右額葉灌流較低下。

相較左基底核之紅色區，右基底核灌流較低下。

相較左枕葉之紅色區，右枕葉灌流較低下。

左枕葉

腦中風的**手術治療**

如第一章所述，腦中風的型態可分為❶缺血性腦中風（腦梗塞）、❷出血性腦中風（腦出血）與❸蜘蛛網膜下腔出血三大類。不同的狀況均會有不同的治療方式。

醫師LINE群組
及時搶救病患

1【急性缺血性腦中風（腦梗塞）的治療】

當腦血管被血栓阻斷，血液無法流通，腦組織發生嚴重缺血時，就會產生缺血性腦中風，如果腦部缺血過久，可能會產生永久性的傷害。急性缺血性腦梗塞是中風中最常見的類型，發作時，醫師可能會依判斷，採用靜脈注射血栓溶解劑治療（即靜脈溶栓術）。

靜脈溶栓術

於發作3～4.5小時內，經神經內科醫師評估，符合施打靜脈溶栓藥物——組織纖維蛋白溶酶原激酶（iv t-PA）者，應儘速接受iv t-PA的注射治療，讓堵塞血管內的血栓溶解。這是具有實證醫學支持的有

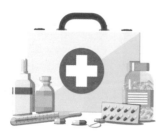

效治療方法，可以有效治療急性梗塞性腦中風，以減少殘障與死亡，但是注射iv t-PA有6～14％腦出血的風險（3小時以內增加6％，6小時以內增加14％），一旦出血病情將惡化，而且往往是致命的。

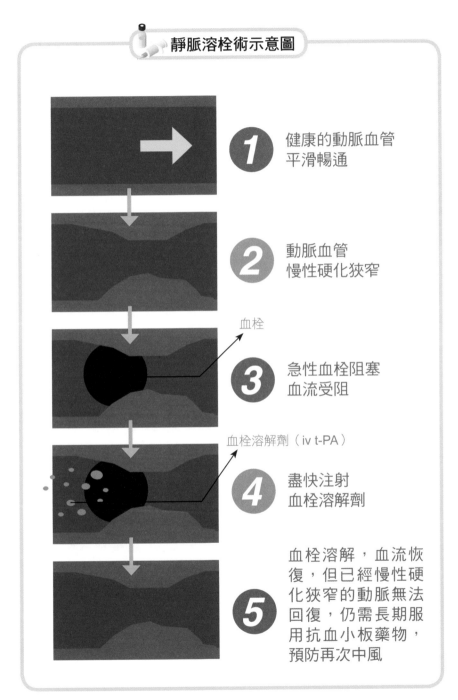

靜脈溶栓術示意圖

1 健康的動脈血管平滑暢通

2 動脈血管慢性硬化狹窄

血栓

3 急性血栓阻塞血流受阻

血栓溶解劑（iv t-PA）

4 盡快注射血栓溶解劑

5 血栓溶解，血流恢復，但已經慢性硬化狹窄的動脈無法回復，仍需長期服用抗血小板藥物，預防再次中風

雖然靜脈溶栓術是目前所能建議的最快速方便治療方式，但仍具有危險性。根據研究，每100位使用血栓溶解劑的患者，可能會有6人發生腦部出血。

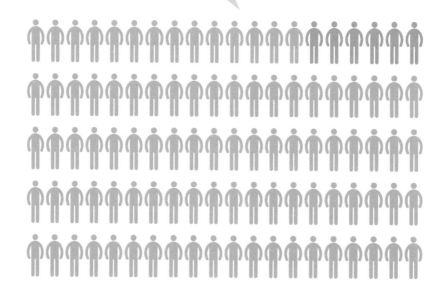

每**100**位使用血栓溶解劑的患者
可能會有**6**人發生腦部出血

• 靜脈溶栓術成功的兩大關鍵

　　iv t-PA成功溶栓打通血管的兩項重要因子是：❶ 中風發作到治療的時間及 ❷ 血栓的位置與大小。

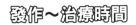 關鍵一：中風發作到治療的時間

　　急性缺血性腦中風之所以令人聞之色變，主要是發作總在毫無準備時驟然降臨，讓人措手不及。治療急性缺血性腦中風，每一分每一秒都很重要，如下表顯示，**把握搶救的黃金時間，在發作後越快接受治療，則越可增加中風康復的機會。**若錯過搶救的黃金時間，則會減少恢復的機率與恢復的程度，而且之後往往也無法補救。

第**1**章
基本知識篇

第**2**章
檢查與治療篇

急性缺血性腦中風（腦梗塞）的治療

第**4**章
進階篇

發作～治療時間　　**接受靜脈溶栓的成效**

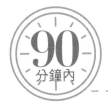
90 分鐘內　　每3.5位接受靜脈溶栓的患者人中，會有1人受惠，進步到生活可自理。

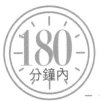
180 分鐘內　　每7位接受靜脈溶栓的患者人中，會有1人受惠，進步到生活可自理。

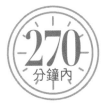
270 分鐘內　　每11位接受靜脈溶栓的患者人中，會有1人受惠，進步到生活可自理。

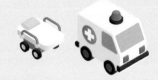

❷ 關鍵二：血栓的位置與大小

▶ 血栓卡在**遠端中大腦動脈**：靜脈溶栓打通率44%

▶ 血栓卡在**近端中大腦動脈**：靜脈溶栓打通率30%

▶ 血栓卡在**頸動脈的腦內段**：靜脈溶栓打通率6%

（卡在愈近端，表示血栓可能較大）

▶ 血栓卡在**腦基底動脈**：靜脈溶栓打通率30%

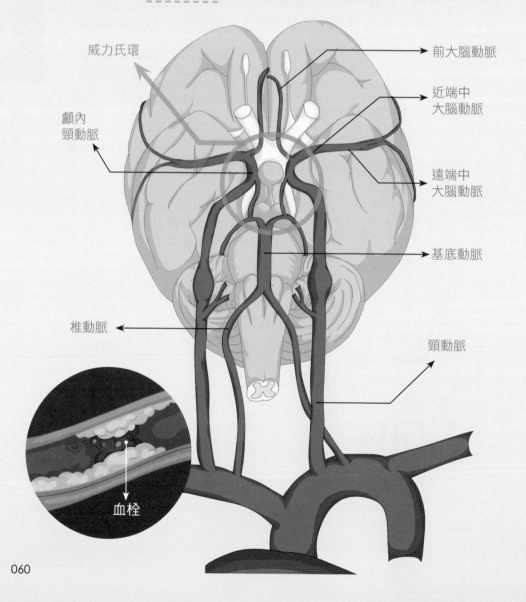

威力氏環

前大腦動脈

近端中
大腦動脈

顱內
頸動脈

遠端中
大腦動脈

基底動脈

椎動脈

頸動脈

血栓

• 靜脈溶栓術的缺點與風險

靜脈溶栓術雖然是治療急性梗塞性腦中風的一線曙光，也是標準的第一線治療，其簡單快速的優點，讓大部分的醫療院所皆能執行，但因為救援黃金時間較短（3～4.5小時），往往因送醫時間稍有延誤，或在睡眠中發現中風（導致中風起始時間不詳），以致無法施打靜脈溶栓藥物，故受惠於此治療的病患仍屬少數。

另外，靜脈溶栓藥物乃投予全身，受限於高劑量藥物所導致的出血風險，使得局部接觸血栓表面積的劑量有限，對於大血管阻塞或高血栓量的阻塞，溶通效果非常有限，因此也發展出動脈導管機械式的溶栓術。

動脈導管機械式取栓手術

\ 機械取栓 /
有效治療中風

動脈導管機械式取栓是一種腦血管介入性微創手術治療，類似於心導管手術的操作方式，也可稱作腦導管手術。

2015年學術地位崇高的《新英格蘭期刊》（New England Journal of Medicine, NEJM）連續刊登了五篇關於經動脈導管機械式取栓的報導，研究證實急性梗塞性腦中風在6～8小時的黃金時間內，經動脈機械式取血栓術比起一般的靜脈施打溶栓藥物（iv t-PA），有33～71%更高的溶通率，可以提昇較佳的良好預後率（定義：相當於生活可以自理的程度，modified Rankin Scale, mRS≦2），從此改變了急性梗塞性腦中風之治療準則。

2018年《新英格蘭期刊》又刊登了2篇關於將動脈導管機械式取栓的黃金時間延長到8～24小時的結果報導，以更精細的核磁共

振影像檢查篩選出中風後6～24小時適合做動脈導管機械式取栓術的患者，有48%接受取栓術的患者90天後可進步到生活自理的程度，較對照組的良好預後率18%為高，故在慎選適應症的情況下，有一些案例的黃金時間甚至可以延長到24小時。

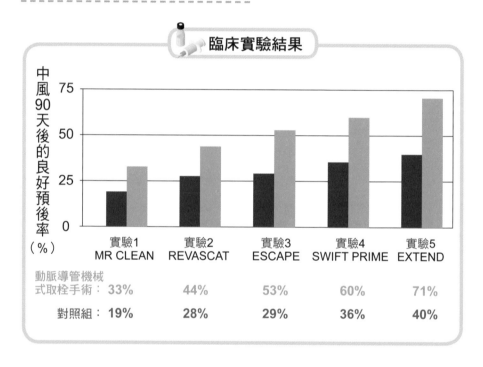

臨床實驗結果

動脈導管機械式取栓手術：	33%	44%	53%	60%	71%
對照組：	19%	28%	29%	36%	40%

在臨床的治療上，經初步腦部電腦斷層檢查排除是腦出血性中風，醫師判定為缺血性腦中風的病人，一般會對在黃金3小時內符合施打靜脈溶血栓劑的病患施打溶栓藥物。後續快速地再安排電腦斷層血管攝影或是核磁共振攝影（檢查處已述及），確認有無大血管阻塞與可救援腦組織範圍（Penumbra）大小。若有符合前循環大血管阻塞與可救援腦組織範圍大於已梗塞區（infarct core），且中風時間在黃金6～8小時內，則會強烈建議採取動脈機械式取栓治療（另外，後循環阻塞性中風，機械式取血栓的黃金時間可以延長到約12小時以上）。

經動脈機械式取栓造成腦出血之併發症風險，較既往經靜脈打溶血栓藥劑為低，在禁忌排除條款方面又較靜脈溶栓為寬鬆，因此可以使更多的急性梗塞性腦中風患者受惠。

• 什麼是動脈導管機械式取栓手術？

所謂的機械式取栓，是針對腦血管阻塞型中風的患者，將取栓支架與取栓用大口徑抽吸導管經由股動脈，一路延伸至患者腦部血栓處，之後將網狀支架撐開，以包覆住血栓，並在取出支架時，一併把血栓抽吸出體外，達到清除血栓的目的。

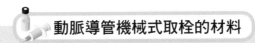

動脈導管機械式取栓的材料

 ❶ 支架

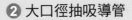 ❷ 大口徑抽吸導管

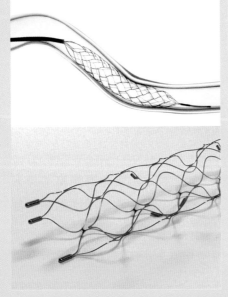

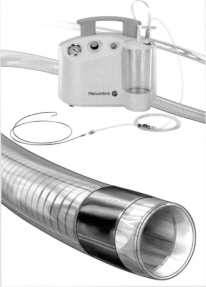

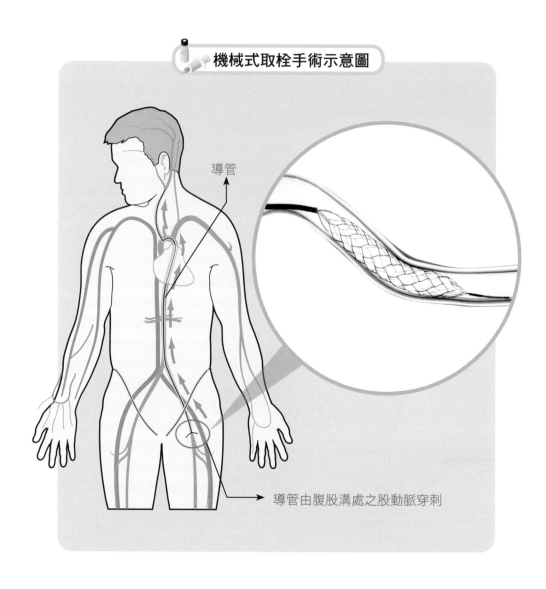

機械式取栓手術示意圖

導管

導管由腹股溝處之股動脈穿刺

　　經動脈取血栓術的術前準備和一般血管攝影術或心導管術並無太大差異，會經由腹股溝處之股動脈穿刺，把導管沿血管推送到頭頸部阻塞動脈的近端，再使用大口徑抽吸導管把血塊吸出來，或使用支架式取栓器把血塊夾出來。以上所使用的特殊材料已於2011年引進台灣，2016年始有健保給付。

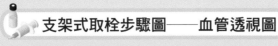

支架式取栓步驟圖——血管透視圖

❶ 微導管穿過血栓

微導管

抽吸導管

❷ 釋放支架與血栓纏繞

血管

血栓

支架

▲ 利用支架與血栓纏繞，再拉出血栓

❸ 拉出血栓，血流恢復順暢

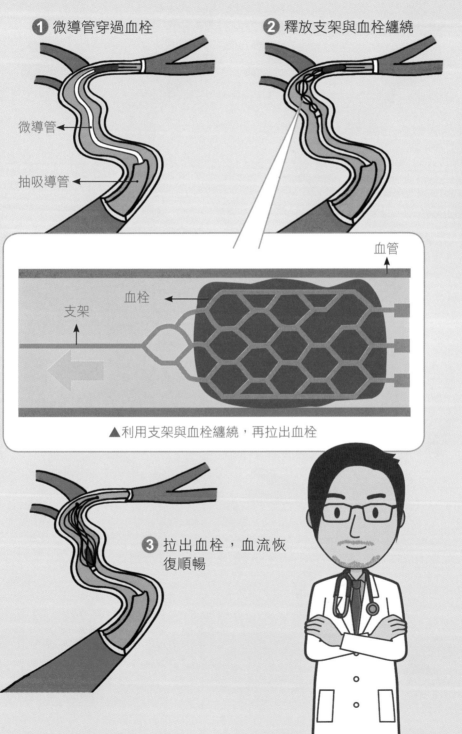

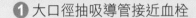 ## 導管抽吸栓步驟圖──血管透視圖

1 大口徑抽吸導管接近血栓

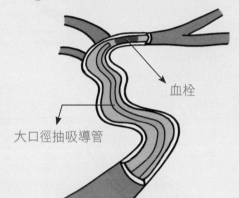

血栓

大口徑抽吸導管

2 直接負壓抽吸

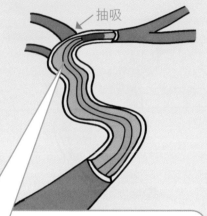

抽吸

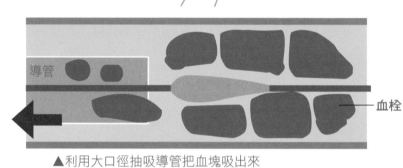

導管

血栓

▲利用大口徑抽吸導管把血塊吸出來

3 將吸住血栓的導管直接抽出體外

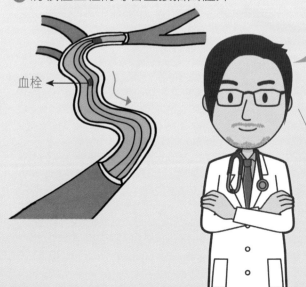

血栓

以導管抽吸血塊可提高閉塞血管的開通率。

醫師分享
導管抽吸栓成功案例

由於東方人合併顱內血管狹窄的機率比西方人高，有時需同時合併使用永久置放的顱內血管支架（Wingspan支架）來處理狹窄，其手術的複雜和風險度相對會比較高，目前健保尚未給付，自費金額約15～18萬（顱內血管支架術請見P.072）。

• 機械式取栓手術的風險

經動脈機械式取栓手術的技術性非常高，其風險包括血管剝離或是破裂，機率約為2%。台灣目前僅有少數的醫師與醫院能熟稔地操作，腦中風相關各學會已積極籌辦操作醫師訓練計畫，所以需接受動脈機械式取栓手術的案例，往往尚需要院際間的聯絡轉介系統通力完成。

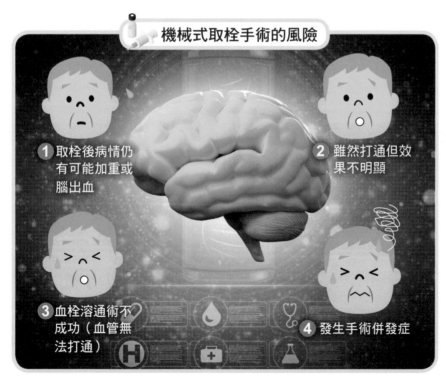

機械式取栓手術的風險

1 取栓後病情仍有可能加重或腦出血

2 雖然打通但效果不明顯

3 血栓溶通術不成功（血管無法打通）

4 發生手術併發症

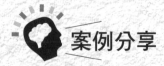
機械式取栓讓63歲患者免於中風，
身體功能快速恢復

　　一名63歲的男性患者某日突然出現中風現象，家人發現他說話不流利、反應遲鈍，便緊急送醫治療。由於患者送至醫院後病情持續惡化，出現意識不清、深度昏迷情形，經神經內科醫師緊急診療後，電腦斷層檢查發現，患者右側中大腦動脈遭急性血栓堵住，右半側大腦部分可能會產生嚴重缺血性中風。

　　因為發作時間超過3個小時，為把握黃金救治時間，經醫師評估採用最新引進台灣的機械式血栓抽吸動脈導管（Penumbra）進行血栓抽出術治療，成功吸出血栓，重建中大腦動脈的血流通暢。術後患者立即恢復意識，手腳功能也無大礙，並很快地順利康復出院。

血栓卡在右側中大腦動脈

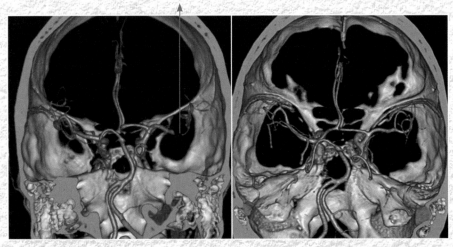

▲術前　　　　　　　　　　　　　▲術後

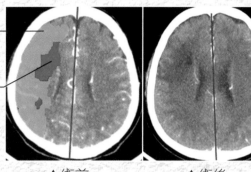

Penumbra
（綠色為待救援區）

Infarct core
（紅色為已梗死區）

▲術前　　　　　　　▲術後

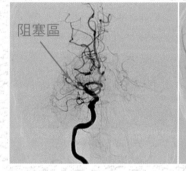

阻塞區

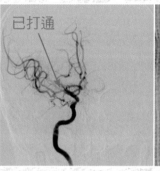

已打通

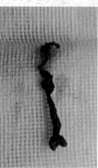

▲術中血管攝影：　　▲術中血管攝影：　　▲血栓
　血栓抽出術前　　　　血栓抽出術後

聽聽醫師
怎麼說！

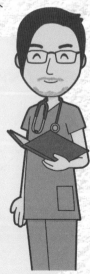

　　在治療急性腦中風溶栓的方式中，以動脈機械式血栓抽吸術的黃金搶救時間最長（6～12小時內為佳），且血流重建成功率最高、腦出血後遺症最低。

　　案例中的患者是台灣首位以機械式血栓抽吸動脈導管（Penumbra）進行血栓抽出術治療成功的真實案例。希望能藉由這個案例提醒大家，「腦中風是可積極治療的急症」，需把握黃金救治時間才有機會復原良好。

顱骨切除減壓手術

　　有一些因大血管阻塞造成的大面積腦缺血性中風患者，來到醫院時已經超過黃金治療時限，或是雖經過積極溶栓手術但仍無法打通的不幸案例，在發生中風的三天內，很可能會因為大量的腦細胞出現壞死後的腫脹現象，導致腦壓明顯升高或導致更多腦細胞處於悶壓狀態；為避免此必然現象的發生，臨床醫師會建議患者儘早接受預防性的顱骨切除減壓手術，利用暫時性的顱骨移除以增加空間，減少腦細胞處於悶壓狀態，讓更多的腦細胞得到較好的血液循環。待一個月之後病情穩定時，再進行一次手術將顱骨置回，這類手術相對危險性不大。

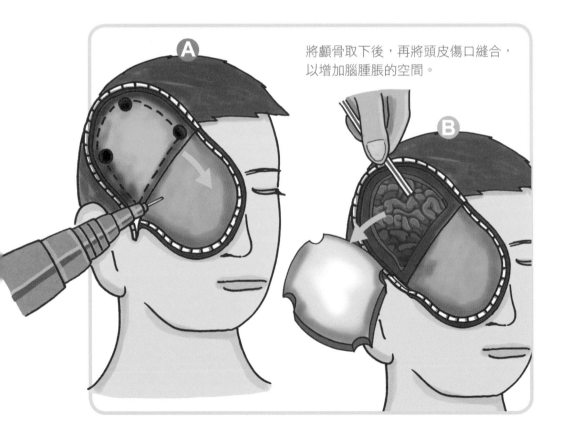

將顱骨取下後，再將頭皮傷口縫合，以增加腦腫脹的空間。

案例分享
顱骨切除減壓手術

　　53歲的王先生某天在家中被發現右手腳突然無力並意識模糊，被緊急送到附近的醫學中心急診室，雖然做完腦部電腦斷層檢查時，還在黃金三小時之內，但除了電腦斷層檢查發現左側中大腦動脈阻塞，經灌流檢查也發現細胞已梗死的區域（如下圖紅色）範圍頗大，超過總缺血區域，即「可救援區域（綠色）＋已梗死區域（紅色）」的一半以上。

　　醫師研判若進行靜脈或動脈溶栓術，之後發生腦出血之併發症的機率很大，因此僅建議患者家屬接受顱骨切除減壓手術，以保最多腦細胞的存活。術後的電腦斷層發現大面積腦組織壞死腫脹（呈較灰黑色），但經過治療二週後，患者已恢復清醒並持續接受右手腳偏癱的復健治療，算是不幸中的大幸。

大面積腦組織壞死腫脹 ◀

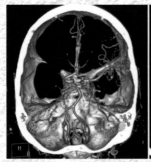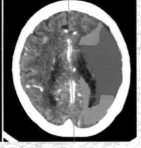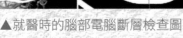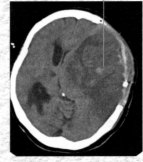

▲就醫時的腦部電腦斷層檢查圖　　▲手術後的腦部
　　　　　　　　　　　　　　　　　電腦斷層檢查圖

2【慢性缺血性腦中風：顱內動脈狹窄或阻塞】

慢性缺血性腦中風依常見血管狹窄或阻塞的位置，可分為顱內動脈狹窄或阻塞、顱外頸動脈狹窄或阻塞兩種。

一般來說，**西方人頸動脈狹窄的比率偏高，但東方人顱內血管狹窄的機率比西方人高**。由於顱內血管狹窄需以高風險的腦血管重建手術治療，如果腦內血管側枝循環代償得不錯，往往僅需要以藥物來預防阻塞，臨床上只要無更加惡化即可，但若在最佳的藥物治療下，仍出現腦缺血的症狀，則可以考慮顱內血管支架手術或顱內外血管吻合繞道手術。

顱內血管支架手術

顱內導管支架手術
救回老翁一命

目前只有一種美國食藥署（FDA）通過的專門設計給治療顱內血管狹窄的支架——Wingspan支架，台灣健保尚未通過給付，需自費約15～18萬元不等。

手術的方式多是以局部麻醉下，透過微創手術導管的方式來進行。從鼠蹊部建立導管鞘之後，先將大口徑的導引導管沿著腹胸主動脈逆行至主動脈弓之上，穩當地放置在頸動脈或椎動脈的遠端，再將更細的微導管依微導絲的帶領下，送抵到顱內欲治療的血管段，並且輕柔地滑過狹窄處，微導絲留在原地而微導管先退下撤出。選定合適大小的球囊導管再沿著微導絲推送至狹窄處，緩緩注入顯影劑，將球囊撐開進行血管整型術，待血管擴張到理想的直徑大小後，把球囊導管退下撤出，再將Wingspan支架導管沿微導絲推送至狹窄段，緩緩將支架導管外鞘

慢慢退下，讓自膨式的Wingspan支架張開貼壁，保持外擴張力以預防血管壁回彈塌陷。最後撤出遠端的導管，由頸部的導引導管進行血管攝影，確認支架放置的結果。

第1章
基本知識篇

第2章
檢查與治療篇

慢性缺血性腦中風：顱內動脈狹窄或阻塞

第4章
進階篇

❶ 微導絲及微導管穿越狹窄病灶

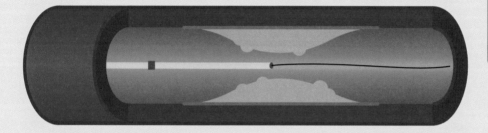

❷ 退下微導管並留置微導絲

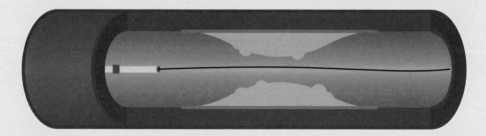

❸ 球囊導管沿著微導絲上行至狹窄處進行球囊擴張

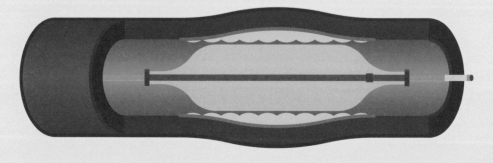

❹ 退下球囊導管但仍留置微導絲，將支架導管送至定位

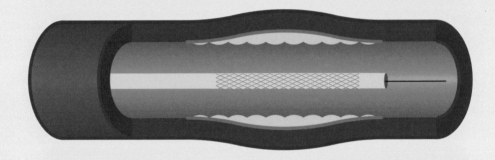

❺ 支架導管沿微導絲上行就定位後，退下支架外鞘，釋出
自膨性支架

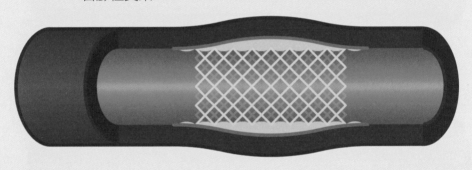

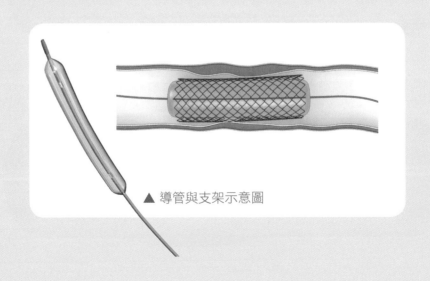

▲ 導管與支架示意圖

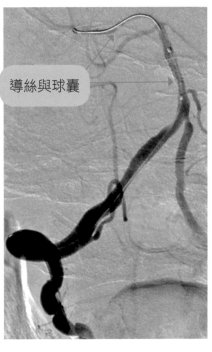

基底動脈狹窄

導絲與球囊

▲左圖為右側椎動脈造影中，基底動脈中段有嚴重狹窄；右圖為經球囊擴張術後，狹窄獲改善之情形

•顱內血管支架手術的風險

顱內的血管一般直徑大小約2～4mm，然而狹窄處可能更不到1mm，**所以顱內血管支架手術最嚴重的併發症就是血管脆弱爆裂，一旦發生則導致重殘或死亡**。另外一併發症是狹窄斑塊掉落形成血栓，導致急性缺血性腦梗塞。這兩種併發症加總起來的發生率約5～10%，因此醫師會謹慎選擇適應症並小心操作。

顱內外血管吻合繞道手術

是一種神經外科顯微血管吻合手術，主要適應症為顱內外頸動脈或中大腦動脈完全阻塞且有反覆腦血管缺血症狀者，在無法單純以微創支架手術重建血流時，必須在全身麻醉下操作，將耳朵上方頭皮內但顱骨外的血管（一般是顳淺動脈），先小心地分離出來，再將附近的顱骨鋸下一小範圍，把分離好的顳淺動脈接到腦表面的中大腦動脈分支上，最後再將腦膜與顱骨覆蓋縫回。

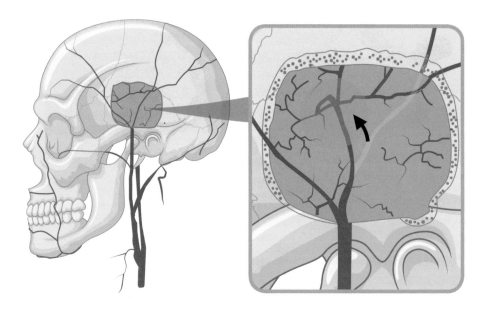

• 顱內外血管吻合繞道手術的風險

手術的風險包括有血管吻合不成功（血流不順）、吻合血管遠端流域出現缺血性腦中風、手術範圍內出血等。

3 【慢性缺血性腦中風：顱外頸動脈狹窄】

頸動脈狹窄懶人包
把握黃金治療期

　　根據台灣腦中風登錄已發生腦梗塞中風的患者統計，顱外頸動脈狹窄比率超過50%的盛行比率有12%。頸動脈狹窄的治療準則依是否產生症狀或無症狀而有所不同（症狀性頸動脈狹窄是指在最近六個月內，發生過頸動脈狹窄側的缺血性腦血管症狀）。有症狀性的頸動脈狹窄，且狹窄比率小於60%者，先以抗血小板藥物（如阿斯匹林等）治療為主。若仍有腦缺血症狀或狹窄比率高於60%者，建議以手術方法治療（包括頸動脈支架手術或頸動脈內膜剝脫手術）。

　　無症狀性的頸動脈狹窄，且狹窄比率小於80%者，以抗血小板藥物（如阿斯匹林等）治療為主，其保護及降低中風的功效不亞於支架組；狹窄比率大於80%者，則可考慮至有豐富經驗且其手術風險低於5%的醫療團隊，接受頸動脈支架手術或頸動脈內膜剝脫手術，可以降低17%之絕對中風風險。

頸動脈狹窄之治療原則

無症狀患者
- 體檢發現動脈血流雜音
- 頸動脈超音波異常

症狀性患者
- 短暫性腦缺血
- 單眼黑矇
- 輕度失能性腦中風

影像檢查

狹窄
>80%

狹窄
>60%

積極預防性手術
降低腦中風機率

頸動脈內膜剝脫手術 ／ 頸動脈支架手術

頸動脈狹窄後會產生中風症狀的機轉有三，一是血流通過斑塊時產生的渦流，二是斑塊破裂後漂出的栓子或潰瘍內血栓的形成，三是狹窄比率嚴重到遠端腦部血流壓力明顯不足。所以如果腦內血管威力氏環之側枝循環代償得不錯，往往僅需要以藥物來預防因渦流產生的血栓，但若即使在最佳的藥物治療下，仍出現腦缺血的症狀，則可以考慮頸動脈支架手術或頸動脈內膜剝脫手術。

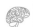 ## 頸動脈支架手術

英國男子飛台灣
頸動脈支架手術

　　目前台灣有四種頸動脈支架，皆為健保有給付的材料，而且現今全球並沒有設計塗藥型的頸動脈支架來預防再狹窄（因為頸動脈一般直徑大小約4～10mm，有症狀性的再狹窄比率約1～2%）。

　　手術的方式多是以局部麻醉下，透過微創手術導管的方式來進行。從鼠蹊部建立導管鞘之後，先將大口徑的導引導管沿著腹胸主動脈逆行至主動脈弓之上，穩當地放置在頸動脈的近端，再將更細的遠端保護傘裝置依微導絲的帶領，送抵到頸動脈的遠端段，將保護傘裝置外套撤下，順利釋放出保護傘。選定合適大小的球囊導管，再沿著微導絲推送至狹窄處，緩緩注入顯影劑，將球囊撐開進行支架置放前的血管整型術。待血管擴張到理想的直徑大小後，把球囊導管退下撤出，再將頸動脈支架導管沿微導絲推送至狹窄段，緩緩將支架導管外鞘慢慢退下，讓自膨式的頸動脈支架張開貼壁，視情況需要可用球囊進行支架置放後的血管整型術。最後撤出遠端的保護傘裝置，由頸部的導引導管行血管攝影，確認支架放置的結果。

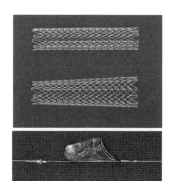

▲遠端濾網所補獲之掉落栓子

頸動脈支架的植入方式──遠端保護技術

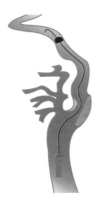

❶ 導引導管到位後，放置遠端保護傘裝置

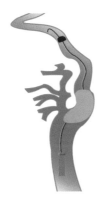

❷ 球囊進行支架置入前擴張（pre-dilation）

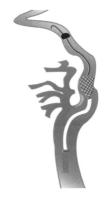

❸ 自膨式的頸動脈支架釋放

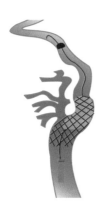

❹ 如果成形不滿意，可進行支架置入後擴張（post-dilation）至理想寬度

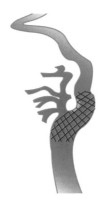

❺ 最後撤出遠端的保護傘裝置，經血管攝影確認支架放置的結果

•頸動脈支架手術的風險

　　頸動脈支架手術的併發症，最主要就是狹窄斑塊掉落形成血栓，導致急性缺血性腦梗塞，發生率約2～5%，因此醫師會謹慎選擇適應症及小心操作。另外過度灌流後的腦出血與心搏過慢等情形，則需在術後於加護病房中嚴格監控血壓及心搏速率。

\ 支架手術介紹 /
\ 醫師親講影片 /

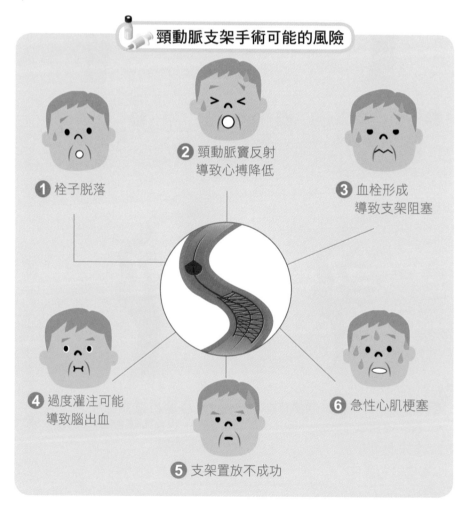

頸動脈支架手術可能的風險

❶ 栓子脫落

❷ 頸動脈竇反射
　導致心搏降低

❸ 血栓形成
　導致支架阻塞

❹ 過度灌注可能
　導致腦出血

❺ 支架置放不成功

❻ 急性心肌梗塞

第1章 基本知識篇

第2章 檢查與治療篇
慢性缺血性腦中風：顱外頸動脈狹窄

第4章 進階篇

頸動脈內膜剝脫手術

　　此手術雖是古老歷史的手術，但仍是目前治療頸動脈狹窄的黃金標準。一般在全身麻醉下，醫師會沿頜下前頸部胸鎖乳突肌前緣開一長約十公分斜刀口，將頸總動脈、內頸動脈、外頸動脈逐一分離，並繞上暫時阻斷用的血管勒繩，再將阻塞狹窄處的血管壁剪開，慢慢地把像乳酪蛋糕般的斑塊剝離下來，將血管內壁沖洗乾淨後，再將血管縫合起來。

　　手術的適應症與頸動脈支架術相同，惟須注意的是狹窄處高於下巴內、非屬放射線治療後的頸動脈狹窄、具嚴重其他內科疾病而麻醉風險較高的患者。手術的風險與併發症包括術中腦缺血性中風、局部傷口出血、傷口周圍顱神經損傷（舌頭萎縮、構音沙啞）、過度灌流後腦出血與併發急性心肌梗塞等。

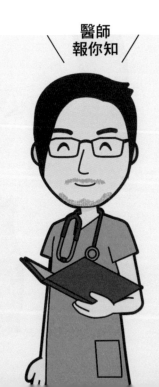

醫師
報你知

手術效益：

❶ 改善因頸動脈狹窄造成的腦循環不良現象。

❷ 避免因斑塊剝落造成暫時性腦缺血或梗塞性腦中風。

❸ 避免在頸動脈形成血栓，造成梗塞性腦中風。

頸動脈內膜剝脫手術圖

❶ 在頸部沿胸鎖乳突肌
前緣開一切口

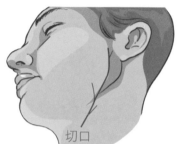

切口

❷ 將動脈神經分離出來

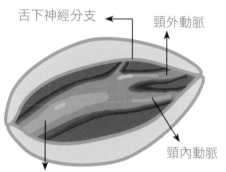

舌下神經分支

頸外動脈

頸內動脈

頸總動脈

❸ 暫時阻斷所有血流

❹ 將血管切開，切除頸動脈
粥狀硬化的斑塊

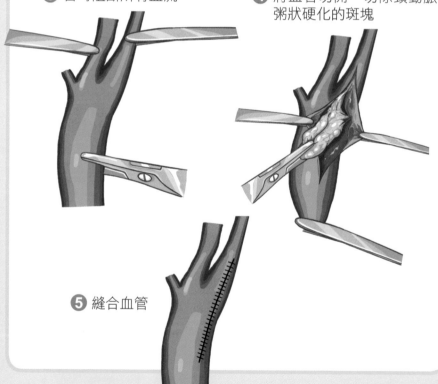

❺ 縫合血管

第1章
基本知識篇

第2章
檢查與治療篇

慢性缺血性腦中風：顱外近端椎動脈狹窄

第4章
進階篇

4【慢性缺血性腦中風：顱外近端椎動脈狹窄】

　　兩側的椎動脈起始於兩側鎖骨下動脈的近端，兩側的椎動脈遠端會在顱內匯流成一條基底動脈，所以若一側椎動脈發育不全或一側椎動脈狹窄，臨床上不易產生症狀，一般僅需抗血小板藥物預防血栓，而毋須手術重建治療。但若產生後循環不足的暈眩現象，則可考慮以球囊擴張式的支架（一般為心臟冠狀動脈支架，但用於此處健保不給付，須自費2～7萬元不等）來改善血流。

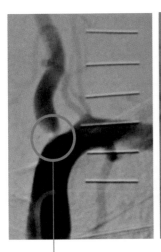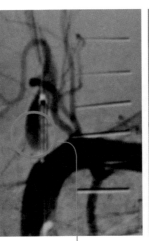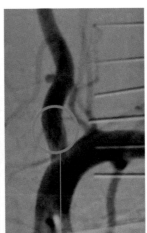

左側椎動脈開口高度狹窄

以球囊導管進行擴張　成功置放支架重建血流

5【慢性缺血性腦中風：
顱外近端鎖骨下動脈狹窄】

　　鎖骨下動脈為供應手臂血流之主要血管，若嚴重狹窄時會導致兩手臂血壓差，並可能將腦部的血流經同側椎動脈逆行供應手部，產生所謂的「偷血現象」（手部偷了供應腦部的血流），嚴重者可能導致暈眩症狀，可考慮以球囊擴張式的支架術或人工血管繞道重建手術來改善血流。

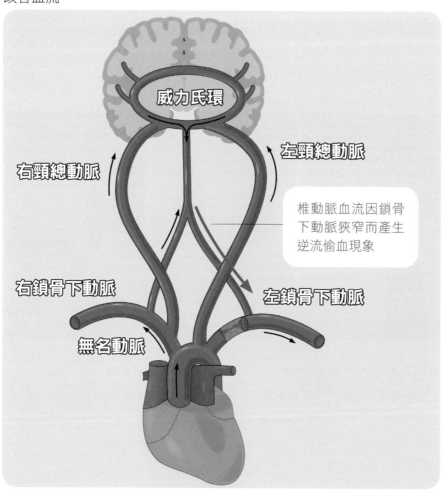

威力氏環

右頸總動脈

左頸總動脈

椎動脈血流因鎖骨下動脈狹窄而產生逆流偷血現象

右鎖骨下動脈

左鎖骨下動脈

無名動脈

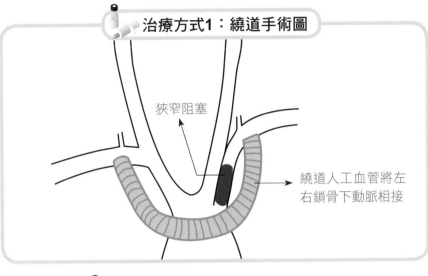

治療方式1：繞道手術圖

狹窄阻塞

繞道人工血管將左右鎖骨下動脈相接

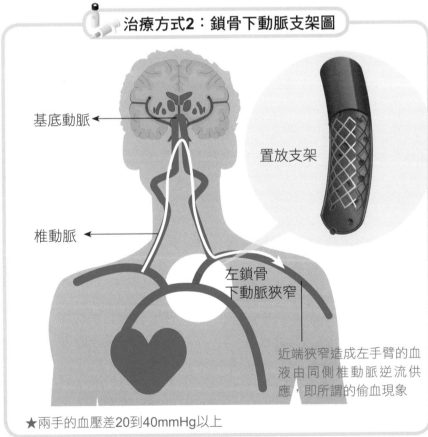

治療方式2：鎖骨下動脈支架圖

基底動脈

置放支架

椎動脈

左鎖骨下動脈狹窄

近端狹窄造成左手臂的血液由同側椎動脈逆流供應，即所謂的偷血現象

★兩手的血壓差20到40mmHg以上

案例分享

全阻塞複合式手術

70歲蔡姓婦人前年腦中風後接受藥物治療，無論是坐著或站著都時常覺得頭暈不適，血壓常飆到190毫米汞柱，表達能力也愈來愈混亂，經常得送急診就醫。

經電腦斷層檢查發現，她的右側頸動脈長達15公分的血管完全阻塞，血流不通，右腦血液灌流不足，進行支架手術但仍無法打通。台中榮總以發表於國際期刊獨創之「複合式手術」（即結合傳統頸動脈內膜斑塊清除手術和新式頸動脈支架術）施予治療。手術先從頸部開刀約十公分傷口，清除頸動脈較硬較大的斑塊，疏通最主要的血管阻塞處，再將導管和導絲直接從開刀處，即頸動脈分岔位置插入血管腔中，一路可直接疏通到顱底下方的顱外頸動脈，再以微導管與微導絲繼續穿通顱骨段血管，最後成功放置支架，使血流順暢。

複合式手術除了能直接清除主要大斑塊，也能縮短傳統支架術以導管與導絲深入血管的距離和時間，所使用的導絲更細軟，避免刺穿血管和腦出血的危險，且血管開通時，能直接吸取回流的髒血，防止阻塞已久的髒血流到腦部。

蔡姓婦人
複合式手術新聞連結

複合式手術
打造台灣醫療奇蹟

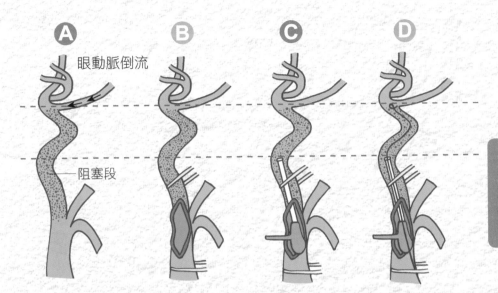

Ⓐ 眼動脈倒流

── 阻塞段

第1章
基本知識篇

第2章
檢查與治療篇

慢性缺血性腦中風：
顱外近端鎖骨下動脈狹窄

第4章
進階篇

Ⓐ 頸動脈分叉處之上的遠端內頸動脈完全阻塞，血流不通（紅點處）。

Ⓑ 標準的內膜剝脫術，從頸部開刀之血管切口，並清除阻塞斑塊。

Ⓒ 將導管和導絲直接從血管切口處，即頸動脈分岔位置直接插入遠端血管腔中。

Ⓓ 再以微導管與微導絲繼續穿通顱骨段內頸動脈，最後成功放置支架，使血流順暢。

頸動脈全阻塞　　　　　　　　手術前　　　　　　　　手術後
　　　　　　　（綠色區塊表示缺血區域）

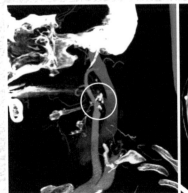
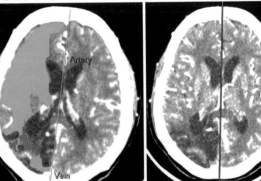
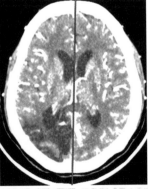

6 【出血性腦中風】

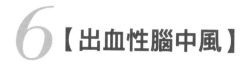

　　腦內出血（Intracerebral Hemorrhage, ICH）不嚴重者，建議在加護病房內監控意識變化，接受藥物治療，控制血壓及矯正可能誘發出血之因素，嚴重者則需外科手術治療。

　　一般建議手術治療的原則有：

1 大腦實質內的出血30c.c.以上且有腫塊壓迫效應者。

2 小腦出血大於三公分者或有腦幹壓迫者。

3 腦室內大量積血水者。

4 特殊腦血管病變所造成的腦出血，如動脈瘤、動靜脈畸形、硬腦膜瘻管或海綿狀血管瘤等，可依臨床判斷做外科手術。

5 昏迷指數正常（15分）或太差（3～5分）者，手術幫助有限，可以考慮保守治療。

6 若為深部視丘或腦幹出血，開刀可能破壞更多正常功能的腦組織，除非產生水腦症需做引流手術，一般以不採開顱手術為原則。其他的手術療法，如內視鏡或立體定位手術等微創手術，可能可施用於視丘或腦幹出血，但尚需有更多的臨床證據來支持。

第1章
基本知識篇

第2章
檢查與治療篇　出血性腦中風

第4章
進階篇

傳統開顱清除血塊手術

　　以最常見的腦基底核出血為例，手術入路一般採太陽穴，額—頂—顳三葉交會處，將顱骨鋸下直徑約2～10公分的圓形範圍，再將硬腦膜切開後，便可見腫脹之腦實質。在無明顯影響手腳運動及語言功能處之腦回，行約2公分之腦實質切口，在手術顯微鏡輔助下往深部探查血塊，並用抽吸器將大部分半凝固狀態之血塊吸出，可減少局部壓力，改善腦組織功能。

開顱手術

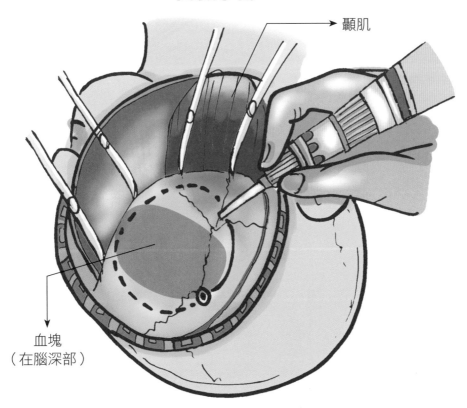

顳肌

血塊
（在腦深部）

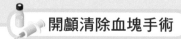

開顱清除血塊手術

此圖乃一般開顱清除血塊的手術。做一ㄇ型頭皮切口（圖Ⓐ），
鋸下一小區顱骨，將兩片撐開葉片插入腦內後，使用抽吸管抽吸
暗紅色區域血塊（圖Ⓑ）。

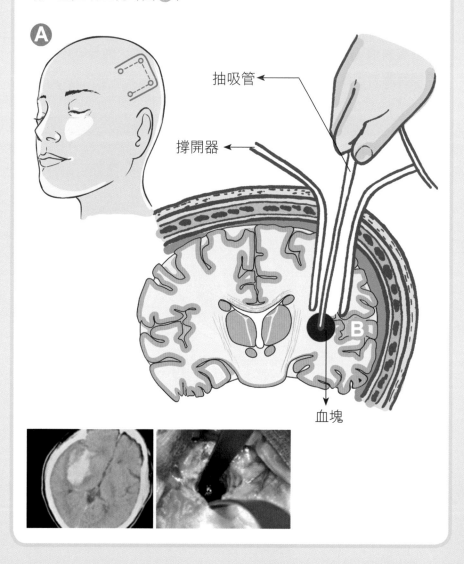

內視鏡清除血塊手術

　　此手術原理及功效，與傳統開顱清除血塊手術相似，差異僅在於其使用細長的內視鏡做為光源及放大的工具。其優點是傷口可較小（約直徑3公分），對腦部組織的牽引撥弄也相對較小，屬於一種微創手術；缺點是操作需特殊的器械工具，遇複雜的出血點，止血步驟略為困難，目前手術費為健保給付，但涉及特殊內視鏡材料的部分可能需自費。

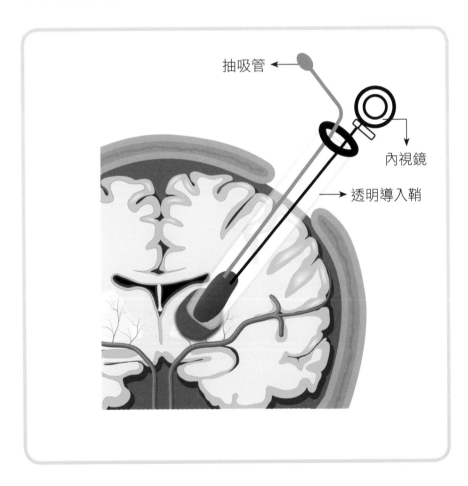

抽吸管

內視鏡

透明導入鞘

影像導引式抽血塊手術

利用術前或術中的電腦斷層影像，來計劃手術的入點與深度，直接將抽吸引流管依導航方式植入血塊中心，進行直接抽吸或注入化血塊藥物後行間接引流，比較傳統開顱清除血塊手術與內視鏡清除血塊手術，傷口可以更小到直徑約1公分。其優點是適合更深部血塊，如深部丘腦或腦幹，缺點是若血塊較硬，則無法保證直接減壓效果，另外仍有少數機會因注入化血塊藥物後，產生再出血惡化。

其操作方式包括有頭架式與無頭架式，目前手術費為健保給付，但涉及特殊影像處理部分可能需自費。

腦室血水引流術

若血塊破入腦室，且合併大量腦室血水或可能導致腦脊髓液循環障礙時，需植入腦室引流管，將腦脊髓液暫時導出，降低腦壓。目前手術費及一般材料費為健保給付。

腦壓監測器植入術

可單獨施行或搭配主要的腦部減壓手術，目的為監控術後腦壓變化，即早調整藥物或再手術的治療。目前材料費無健保給付，屬建議等級的治療準則，實際上仍以臨床醫師的判斷為準。

顱骨切除手術

若腦出血情況嚴重，導致嚴重腦水腫時，為了降低腦壓，會暫時將大範圍的顱骨取下，再將頭部傷口縫合起來，待日後腦壓下降或病

情穩定時，再將顱骨置回或行顱骨整形術（與P.070大片缺血性腦中風手術類似，目的為增加空間，減少高腦壓症）。

7 【動脈瘤破裂之蜘蛛網膜下腔出血】

腦部的大血管皆位於貼近顱底處，彼此連接成腦血管威力氏環，並被蜘蛛網膜及腦脊髓液包覆。因體質因素所致血管壁薄弱與流體力學長期衝擊的關係，大動脈壁上所長出的一膨出泡，俗稱動脈瘤。

婦人腦血管瘤
破裂滯日

動脈瘤並非一種腫瘤，一般好發在40～60歲的女性。動脈瘤未破裂時幾乎完全無症狀，除非特別針對腦血管做核磁共振血管攝影或電腦斷層血管攝影檢查，不然無從提早發現，一旦不幸血管壁脆弱破裂，就會積血在蜘蛛網膜下腔，引發顱內壓急遽上升。臨床表現多為**一輩子不曾經歷過的爆炸性劇烈頭痛或直接昏迷**，發生嚴重神經功能障礙或死亡的機率高於五成，故一般報章雜誌把它比喻成「腦中的不定時炸彈」。

但是也不必因網路文章或一般報章雜誌一面倒地嚴重性報導而過度恐慌，應該請教專門施行**腦血管神經外科手術的專業醫師**，因為影響動脈瘤是否容易破裂的因素不完全是一般常提到的「大於**7mm動脈瘤容易破裂**」，另外動脈瘤所在的位置與形狀也同樣重要。舉例來說，長形的動脈瘤容易破（圖一）、夾層梭形動脈瘤容易破（圖二）、帶有次級子動脈瘤泡的容易破（圖三）、位於好發

部位前五名的動脈瘤容易破（後交通／前交通／中大腦動脈分叉、基底動脈、顱內椎動脈）（圖四）。不過目前仍有許多腦動脈瘤是破裂機率甚低（如核磁共振檢查最常意外發現到的海綿竇段頸動脈與床突上腦下垂體動脈段，文獻報導破裂機率小於0.12%），臨床上需考慮治療難度，以及風險是否大於保守治療。如果手術風險高或術後因植入支架導致需長期服用抗凝血劑的話，對於一些破裂機率低的動脈瘤，保守觀察也是一種治療選項。

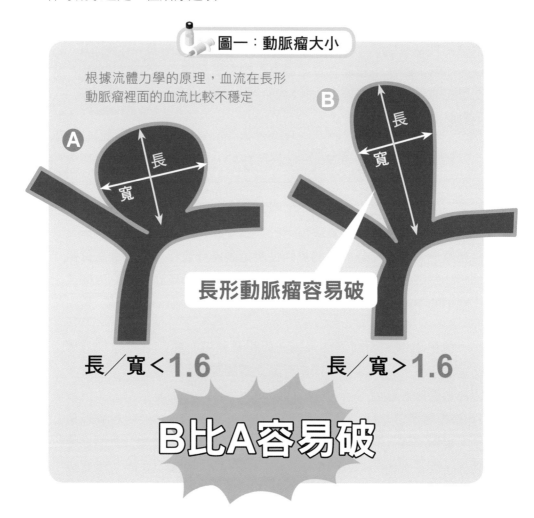

圖一：動脈瘤大小

根據流體力學的原理，血流在長形動脈瘤裡面的血流比較不穩定

Ⓐ 長 寬

Ⓑ 長 寬

長形動脈瘤容易破

長／寬＜1.6　　　長／寬＞1.6

B比A容易破

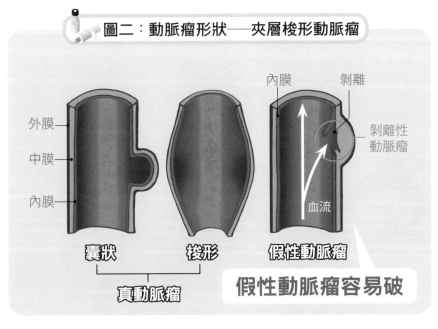

圖二：動脈瘤形狀──夾層梭形動脈瘤

外膜
中膜
內膜

內膜　剝離

剝離性
動脈瘤

血流

囊狀　　　梭形　　　假性動脈瘤

真動脈瘤

假性動脈瘤容易破

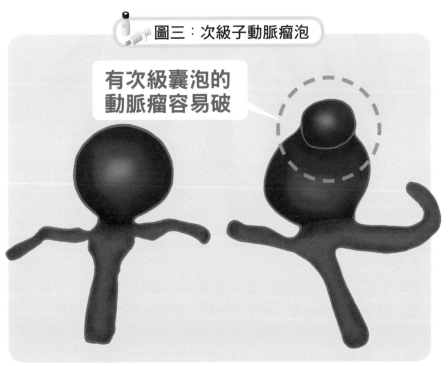

圖三：次級子動脈瘤泡

**有次級囊泡的
動脈瘤容易破**

第**1**章
基本知識篇

第**2**章
檢查與治療篇
動脈瘤破裂之
蜘蛛網膜下腔出血

第**4**章
進階篇

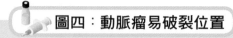
發生在顱骨內段的動脈瘤比較不容易破，一般不需要處理；一旦動脈瘤發生在穿出顱底的腦內段，則需特別留意其破裂可能性。此圖標註的5處是最常見的動脈瘤破裂出血位置，其他的血管段雖然也可能產生動脈瘤，但相對發生的機率較少見。

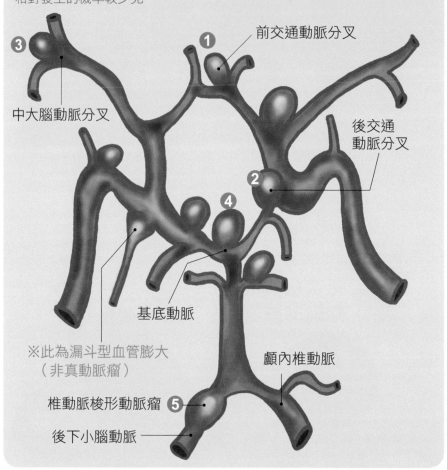

腦動脈瘤是否需要積極治療，需要專業醫師綜合多項因素如下表（年紀、破裂與否、位置、大小、形狀、健康狀態、心理素質、治療方式、手術難易度、術後是否因植入支架需長期服用抗凝血劑等），審慎評估，最好徵詢第二意見。

未破裂腦動脈瘤之治療考量

大小	＞7mm的腦動脈瘤依數據統計有較高的破裂風險，一般建議積極處理。	**治療方式** \一次告訴你/
位置	腦動脈瘤破裂常見位置，依序為後交通動脈處、前交通動脈處、中大腦動脈分叉處、基底動脈頂端、顱內椎動脈段。	
形狀	長形的動脈瘤（長／寬比＞1.6者）、多角形（次級子動脈瘤泡者）、梭形剝離性動脈瘤、以上三者破裂出血機會較高。	
年紀	未破裂腦動脈瘤的平均每年破裂機率為0.7～3%，而積極手術的風險平均為2～13%，故年紀大於70～75歲以上者，可選擇較保守的治療方式。	
手術方式及難易度	積極手術方法有二，一為開顱夾閉手術，特別適合於後交通動脈瘤（因為手術視野最直接）、中大腦動脈瘤（因為位置淺且常有複雜分支關係，不利於栓塞治療）、前交通動脈瘤（常有複雜分支關係，不利於栓塞治療，但手術深度較深）；另一手術方式為栓塞治療，特別適合深部動脈瘤（如基底動脈或椎動脈等後循環動脈瘤）、眼眶周圍近顱底的動脈瘤、各部位處之窄頸動脈瘤，栓塞技術較簡單者可採栓塞治療。	
健康狀態	本身內科疾病較複雜者（如洗腎患者、心肺功能不佳者、有癌症者等）、無法承受重大手術或平均餘命有限者，可採較保守之治療。	
心理素質	很多人在沒檢查出腦動脈瘤之前，生活得很正常，一旦被告知有腦動脈瘤後，精神壓力太大，即使是被告知診斷為破裂風險較低的（0.12%）的上腦下垂體動脈瘤（SHA動脈瘤為MRI體檢最常發現的動脈瘤），仍存有具大陰影無法釋懷。若可接受治療風險，則可考慮積極手術治療。	

一般動脈瘤的治療方式分為二大類，一是開顱動脈瘤夾閉手術，將動脈瘤的瘤頸以鈦金屬夾子夾閉，少部分無法順利夾閉瘤頸的案例，可能採間接包覆動脈瘤或夾閉供血載瘤動脈的方式治療。

　　另一大類是血管內導管栓塞手術，其材料包括可解離式白金線圈（需依健保使用規範申請並同意後使用，否則自費每條約2萬元）、輔助栓塞型支架（需依健保使用規範申請並同意後使用，否則自費每支約12～15萬元）和密網導流支架（需依健保使用規範申請並同意後使用，否則自費每支約40～45萬元）。

開顱動脈瘤夾閉手術

　　在全身麻醉下，經開顱手術取得手術入路後，在手術顯微鏡的輔助下，將腦表面蜘蛛網膜慢慢分開。腦部輕輕以撐開器撥片抬起，往深部依序分離出動脈瘤所在的供血載瘤動脈，一般皆位於顱底的威力氏環附近，再以分離器械確認動脈瘤頸兩側能否安全地深入動脈瘤夾，最後選用適當長度與角度的鈦金屬腦動脈瘤夾，將動脈瘤頸牢牢夾閉，阻止任何血流再將動脈瘤充盈。

　　成功夾閉後，同一部位復發動脈瘤的機率非常低，而此手術的最大困難，就是如何在看清楚動脈瘤並順利夾閉之前，不能將其先意外地弄破出血，因為在大出血的情形下可能無法安全夾閉，導致手術失敗，此狀況尤其容易發生在已經破裂過的緊急動脈瘤手術案例。

開顱動脈瘤夾閉手術示意圖

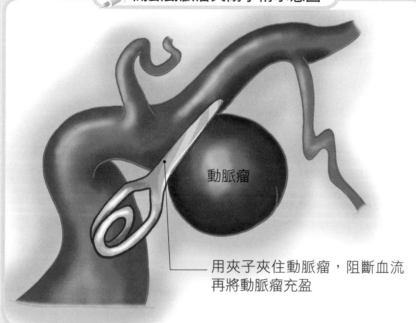

動脈瘤

用夾子夾住動脈瘤，阻斷血流
再將動脈瘤充盈

夾閉前

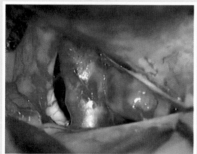

鈦金屬夾

依材質，可分為健保給付的夾子與需自費約2萬元的抗磁性干擾夾子，其夾閉效果相同，之後也都可做核磁共振檢查，差別僅在於日後追蹤腦部核磁共振檢查時的金屬干擾程度。

夾閉中

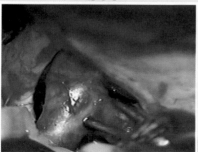

夾閉後

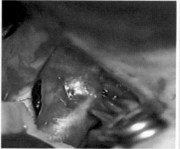

動脈瘤栓塞手術

　　栓塞手術是一種微創手術——3mm的傷口在鼠蹊部的股動脈處，雖然也可在局部麻醉下完成，但過程中不能有任何移動至少1～2小時不等，可行性與病患個人耐受度和緊張度有關。

　　在台灣，一般採全身麻醉下施行，經鼠蹊部傷口先將動脈導管鞘插入股動脈中（僅需2～3分鐘），在血管攝影機X光的透視下，將診斷導管或治療用的導引導管沿主動脈逆行而上，並在心臟之上的主動脈弓處旋轉朝上行（僅需5～10分鐘）。先將兩條內頸動脈和兩條椎動脈分別注入顯影劑，行完整的動態腦血管攝影檢查，再針對動脈瘤所在的供血載瘤動脈行3D立體血管攝影檢查，並依此3D立體血管影像計劃最佳栓塞角度。之後將此角度的影像反白當作地圖背景，由治療用導引導管中推送更細的栓塞微導管與微導絲，栓塞微導管沿著微導絲慢慢地滑進動脈瘤中，最後選用適當直徑、長度與柔軟度的可斷式白金線圈，將第一條線圈在動脈瘤中成籃成框，讓瘤頸部有適當的線圈纏繞以防止接下來填塞的線圈掉落至載瘤動脈中。

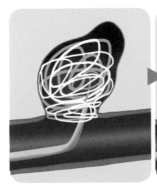 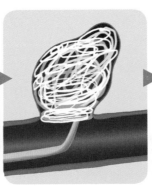 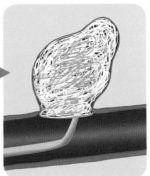

第1條線圈先完成框成籃，成功後可通電斷離

接續填塞線圈（第2條、第3條……）

緻密填塞到無法再順利填塞線圈，或血流不再進入動脈瘤，則可謂大功告成

第1章
基本知識篇

第2章
檢查與治療篇

動脈瘤破裂之
蜘蛛網膜下腔出血

第4章
進階篇

若第一條線圈置放理想，則可於體外近端線圈推送軸上通電，將遠端栓塞好的白金線圈斷開，留置在動脈瘤中。第一條線圈推送軸退出後，可將線圈依直徑由大至小慢慢填塞到動脈瘤中，反覆其步驟數次，直到無法再填塞更多線圈，或微導管因空間阻力退出動脈瘤頸為止。最後動脈血流便無法沖激入脆弱的動脈瘤中，動脈瘤栓塞治療可謂大功告成。

有一些寬頸動脈瘤（如下圖）或特殊角度之動脈瘤，需輔助以暫時性的球囊或永久植入式的支架，方能安全地完成動脈瘤栓塞，操作步驟較為複雜。

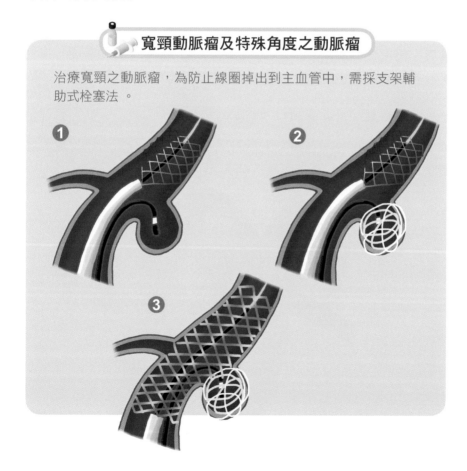

寬頸動脈瘤及特殊角度之動脈瘤

治療寬頸之動脈瘤，為防止線圈掉出到主血管中，需採支架輔助式栓塞法。

❶ ❷ ❸

動脈瘤栓塞手術的最大困難，在於如何理想地塑型微導管最前端，使其在整個栓塞的過程中能夠很穩定地留在動脈瘤中，不輕易地彈出，若栓塞得不夠扎實，仍有20%復發的機率。另外，術中發生動脈瘤破裂或血栓性中風的危險性，一般約小於3～5%。

動脈瘤密網導流支架栓塞手術

新式手術解除
腦中不定時炸彈

另一種新式的栓塞動脈瘤手術是植入密網導流支架。栓塞手術的流程類似傳統線圈的栓塞手術，而且更為簡單，特別適用於大型動脈瘤或內頸動脈虹吸部轉彎處動脈瘤，毋須去冒將微導管最前端放置到動脈瘤中的困難與危險，只要將密網導流支架成功置於動脈瘤處，便可阻止血流沖激入動脈瘤中。經六個月左右的時間，血管內膜沿支架增生重塑血管壁，80%以上的動脈瘤可治癒。

其缺點是不適用於剛破裂之動脈瘤，且植入後有較高的血栓性中風併發症，術後也必須長期使用強力抗凝血劑。目前符合特定規範才有健保給付，否則自費每支約40～45萬元。

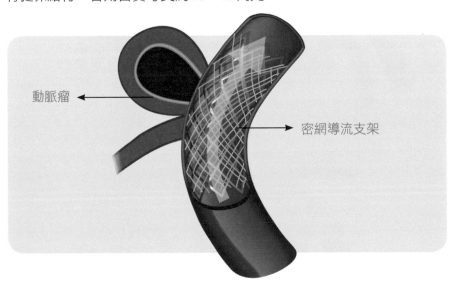

動脈瘤

密網導流支架

預防腦中風的藥物治療

第1章
基本知識篇

第2章
檢查與治療篇

預防血栓的藥物

第4章
進階篇

藥物的治療非常重要，其地位更甚上述的外科手術治療，原因乃罹患腦心血管疾病高危險群患者，必定有其危險因子，如糖尿病、高血壓、高血脂或長期抽菸等，其對血管壁之負面影響應是全身性的，只是輕重有別。有的局部段血管狹窄特別嚴重，以致產生缺血症狀，故進而檢查後發現該病灶，但也不表示該患者其他處血管皆完全健康。故外科手術或血管內導管手術僅能修復局部段的問題，無法提供全面性的保護及預防功能，因此對於預防腦中風的藥物應有更多的認識。

腦神經細胞幾乎沒有再生的能力，一旦細胞受損死亡後，便不可能回復。所以，一般所謂的治療藥物，其實真正的效果是在於「預防」未發生的中風，而非治療已經發生的中風，勿輕信坊間誇大宣稱能幫助回復腦神經功能療效的「固腦藥」，還是要尋求專業醫師的醫療諮詢，以避免傷財又傷身。

1【預防血栓的藥物】

預防血栓的藥物分為二大類，第一類是抗血小板藥物，這類藥物可抑制血小板凝集，根據不同機轉又細分為三小類；第二大類是抗凝血劑，其功能是抑制血漿中的凝血蛋白因子，又可細分為兩小類，一類是維他命K拮抗劑，另一類是非維他命K拮抗劑。

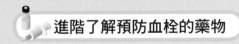 進階了解預防血栓的藥物

【表一:抗血小板藥品】

藥名	阿斯匹靈 Aspirin	保栓通 Clopidogrel	腦康平 Aggrenox	普達錠 Cilostazol
規格	100mg	75mg	Aspirin 25mg+Dipyridamole 200mg	50mg
作用 機轉	抑制血小板凝集(降低血液的凝固能力),防止血栓與動脈硬化的形成。			
檢驗值 監測	無,但需注意藥物副作用和出血的風險,例如併用多種抗血栓藥品、胃腸道出血或潰瘍病史。			

【表二:抗凝血劑】

藥名	可化凝 Warfarin	普栓達 Dabigatran	拜瑞妥 Rivaroxaban	艾必克凝 Apixaban	里先安 Edoxaban
規格	1/5mg	75/110/150mg	10/15/20mg	5mg	30/60mg
作用 機轉	維他命K 拮抗劑	非維他命K拮抗劑			
檢驗值 監測	定期監測凝 血功能	不需定期監測凝血功能,但需定期監測肝、腎功能,注意藥物副作用和出血的風險。			

🧠 1. 抗血小板藥物

• Aspirin（阿斯匹靈，常用商品名──伯基Bokey）：

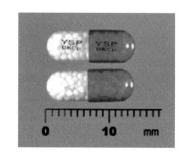

屬第一類抗血小板藥物中第一小類，<u>阿斯匹靈的作用主要是抑制血小板凝集與血管收縮的作用，防止血管硬化及血栓的形成</u>。對於缺血性腦血管或心血管疾病風險的潛在患者，每日服用75～150毫克的阿斯匹靈，腦心血管疾病發生率可顯著降低。因為效果好又價格便宜，是臨床上最常使用的第一線預防用藥，在台灣一般的使用劑量為100毫克。

其主要的副作用是胃刺激感與胃出血，故有些廠牌將藥物設計成腸溶微粒劑型（如商品名：伯基Bokey），等藥物排到腸道時才分解，降低阿斯匹靈對腸胃的刺激性，因此服藥時需注意應整粒吞服，不可咀嚼或磨粉。

• Clopidogrel（常見商品名──保栓通plavix）：

屬第一類抗血小板藥物中第二小類，<u>為強力血小板凝集抑制劑（但部分人因體質因素會具有抗藥性）</u>，在預防腦心血管疾病上較阿斯匹靈稍佳，對阿斯匹靈有禁忌症或產生不良影響的病人，可以選用此藥物。對於有更高風險（即曾經中風、周邊動脈病變、病徵性冠心病和糖尿病）和冠狀動脈手術後的病人，服用Clopidogrel可能比阿斯匹靈有效。

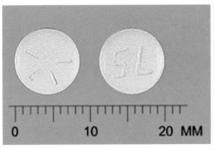
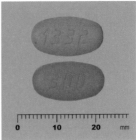

　　服用Clopidogrel也仍可能發生腸胃道的不良反應（如腹痛、消化不良、胃炎和便祕）、皮膚紅疹等副作用。因價格昂貴非屬一線用藥，目前健保規定Clopidogrel僅能使用在①對阿斯匹林過敏或一年內有胃鏡檢查且證實有消化道潰瘍，②短期內接受血管內支架的患者，③75歲（含）以上中風、心肌梗塞、粥狀動脈硬化或長期臥床者（不需做胃鏡檢查）。

• Ticlopidine
（常見商品名──利血達膜衣錠 Lincodin）

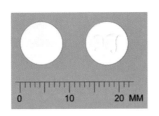

　　屬第一類抗血小板藥物中第二小類，但Ticlopidine會有顆粒性白血球減少症、再生不良性貧血、血小板減少症、腦出血、消化道出血、黃疸等副作用。對於出血體質患者、嚴重肝病患者、白血球減少症患者、服用Ticlopidine引起白血球減少症與過敏患者應禁止服用。因副作用較大且須於前三個月內每兩週做一次血液監測，通常不建議作第一線的抗血小板藥物使用。

• Dipyridamole（常見商品名──待匹力達糖衣錠）

屬第一類抗血小板藥物中第三小
類，可抑制血小板凝集但效果較弱，也具
有血管擴張作用。副作用通常是暫時且輕
微的，主要是頭痛。服藥期間須注意低血
壓發生，由平躺或坐姿起立時，應緩和改
變姿勢的幅度，以免造成眩暈或昏倒。通
常作為無法使用Aspirin患者的替代用藥選擇。

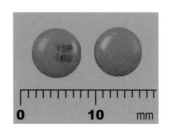

• Cilostazol（常見商品名──普達錠Pletaal）

屬第一類抗血小板藥物中第三小類，
為磷酸二酯酶抑制劑（phosphodiesterase
Ⅲ inhibitor），在藥理作用上，除了可抑
制血小板凝集，還有血管擴張的效果，也
可改善脂肪代謝，進而增加高密度膽固
醇，並減少血中的三酸甘油酯。

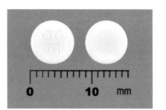

美國FDA於1999年，核准Cilostazol使用於治療下肢周邊動脈阻
塞疾病所致的間歇性跛行，台灣衛福部則於2000年核准此藥（只用
於間歇性跛行）。但新進研究認為Cilostazol對非心因性栓塞腦梗塞
病患，在次級中風預防方面與阿斯匹靈一樣有效，且嚴重腦出血的
併發症發生率顯著較低。因此，台灣2015年也通過了Cilostazol作為
腦中風次級預防藥物的許可證，因價格昂貴亦非屬一線用藥。

• Aggrenox（腦康平）

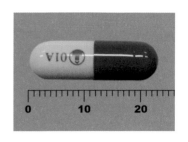

　　內含兩種不同機轉的抗血小板藥物，結合Aspirin 25毫克加上緩釋型的Dipyridamole 200毫克的複方藥物。預防中風研究結果顯示，合併使用阿斯匹靈（25毫克）和長效dipyridamole（200毫克）一天兩次，比單獨使用阿斯匹靈或單獨使用長效dipyridamole明顯有效。其可能副作用包括腸胃不適、頭昏眼花、頭痛、肌痛、低血壓、潮熱、心跳過速、過敏等反應。

2. 抗凝血藥物

• Warfarin（常見商品名──歐服寧OroFarin、可化凝CoFarin）

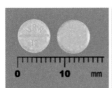 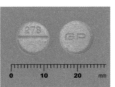

　　屬第二類抗凝血藥物中第一小類，為一傳統型抗凝血藥物，對於有心房顫動且發生過缺血性腦血管疾病患者，以抗凝血藥物的效果最好，**但使用Warfarin要很小心，劑量過高易發生出血的副作用。因此服藥期間請定期抽血監測凝血時間**，現今多以檢測血液的國際標準凝血時間比值international normalized ratio (INR)為參考，理想的INR值應控制在1.5～2.5之間，太低則藥效不夠，太高則易出血。若服藥期間發生牙齦出血、瘀血、傷口出血不止、血尿或血便等現象時，應馬上與醫師聯絡，做適當的處置。

　　許多食物與藥物都可能會影響Warfarin的作用，例如維他命E會提高Warfarin的作用，增加出血危險性；而大量的綠色蔬菜，如花椰菜、菠菜等，因含大量維他命K會降低Warfarin的效果。

• NOAC（Non-Vitamin K antagonist Oral Anti-Coagulants 新型非維他命K拮抗劑口服抗凝血藥物）

　　屬第二類抗凝血藥物中第二小類，為一種非維他命K抑制劑的抗凝血藥物，治療非瓣膜性心房顫動，也可適用於非瓣膜性心房顫動患者預防發生腦中風與全身性栓塞，經研究證實可較Warfarin再進一步減少35%的中風或全身性栓塞風險，以及減少59%顱內出血的機率，**更大的優點是沒有必須常常抽血檢查國際標準凝血時間比值INR的限制與不便，大大提升療效、方便性與安全性**。

　　目前台灣衛服部共核准4種新型口服抗凝血藥物（NOAC），使用規範限定中風後14天內不得使用，若在中風後14天內使用，我們必須考量病人的梗塞範圍大小、中風嚴重度，並注意病人是否有持續心房顫動或高血壓等問題。使用抗凝血劑後發生腦出血，應該評估及控制可能造成腦出血之因子，同時也要考量發生栓塞之風險，再決定使用口服抗凝劑之時機。在NOAC與Warfarin或是Aspirin的研究中，NOAC和其他兩者相比，次級預防的效果等於Warfarin，大於Aspirin；安全性及出血的表現NOAC優於其他兩者。

　　所有抗血小板藥物與抗凝血藥物的最大使用風險就是出血，所以日常生活一定要注意避免外傷的風險，如有出血狀況，例如**血便黑便、皮膚容易瘀青、血尿、齒齦易出血、咳血、流鼻血或意識突然改變等現象，請立即自行停止服用抗凝血劑，並儘快至門診就診**，若出血嚴重，則應到急診室求診。因為其他任何不適，去別家醫院或診所就醫時，請告知醫師有服用抗血小板藥物或抗凝血藥物（目前大部分醫院或藥局資料，醫師皆可從健保卡讀取雲端藥歷）。

目前健保局共核准給付四種新型口服抗凝血劑

Dabigatran（Pradaxa，普栓達®），
機轉為直接 thrombin抑制劑
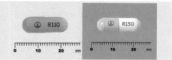

Rivaroxaban（Xarelto，拜瑞妥®），
機轉為凝血因子factor Xa抑制劑
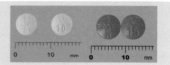

Apixaban（Eliquis，艾必克凝®），
機轉為凝血因子 factor Xa抑制劑

Edoxaban (Lixiana，里先安®)，
機轉為凝血因子 factor Xa抑制劑

2【腦循環改善藥物】

　　此類藥物的效用包括擴張末梢血管、促進未真正受損死亡之腦細胞區域的血液循環或降低血液黏稠度等，以達恢復及改善這些腦細胞的功能，或促進其他的腦細胞來代償發揮功能。療效因人而異，且此類藥物並沒有大規模的研究，對腦組織缺血治療的效果無法證實，只能做為抗血栓藥物的輔助藥物。國內常見的藥物有：

暢循膜衣400mg
（Pentoxifylline, fylin）
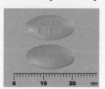

臨床用途 末梢血管循環障礙

主要副作用 噁心、嘔吐、腹瀉、頭痛、頭暈、皮膚潮紅、心跳加快、低血壓、過敏

注意事項 應整粒吞服，不可磨粉

銀之杏膜衣錠40mg
（GinkgoBILOBA EXT, Gincare）

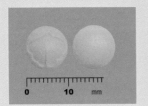

臨床用途 末梢血行障礙

主要副作用 胃腸不適、頭痛、皮膚過敏

腦寶膜衣錠1.2G
（Piracetam, Noopol）

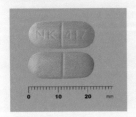

臨床用途 改善腦循環障礙，為老化引起
之智力障礙皮質性陣發抽搐之輔助療法

主要副作用 嗜睡、無力感、暈眩等

好如臨1.5mg
（Dihydroergotoxine,Hodrin）

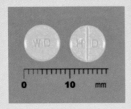

臨床用途 腦循環改善劑，為老年癡呆輔
助治療

主要副作用 鼻塞、短暫性噁心及腸胃不適

優庫利暖錠50mg
（Nicametate, Euclidan）

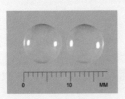

臨床用途 血管擴張劑，改善血液循環

主要副作用 噁心、腹痛、腹脹、腹瀉、
心跳過速、倦怠感等

舒腦膠囊5mg
（FLUNARIZINE,Suzin）

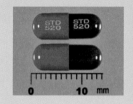

臨床用途 末稍血管循環改善劑，治療噁心、頭痛、眩暈、暈車（船）、耳鳴

主要副作用 嗜睡、倦怠、食慾增加或體重增加等

速利清注射液10ml
（Cerebrolysin）

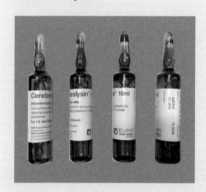

速利清注射液由腦蛋白中取得，這種水溶液含有多種氨基酸，少有副作用發生。雖有一些文獻研究其對於缺血性腦中風、血管性失智症和腦外傷的作用，但尚缺乏明顯的證據支持其效用，目前衛福部適應症為：不能攝取適當食物之患者之補助治療劑，蛋白質之消化吸收機能及合成利用障礙，嚴重創傷、火傷、骨折時蛋白質之補給、蛋白質攝取減少之營養失調症。

★以上藥物圖片來源：臺中榮總藥品手冊查詢系統

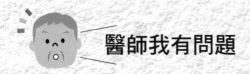

醫師我有問題

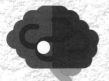

拔牙、照胃鏡／大腸鏡及開刀是否要停用預防中風的藥？該停多久？

　　一般的情形下，如欲進行手術、侵入性檢查或拔牙時，為避免「可能的」出血風險，醫師會建議先停用抗血小板藥物或抗凝血劑3～7天，手術或檢查完成後無明顯出血時，即可再繼續服用。但若是屬於檢查已知腦心血管品質嚴重不良者、常常有腦心缺血表現症狀者、心臟置放塗藥支架一年內者或高凝血體質者，需請教自己的專業醫師來評估停藥的風險。

　　以作者的臨床經驗，很多接受腦心導管支架的案例，在未停藥的情形下需接受必要的腦部或脊椎手術時，手術部位嚴重出血並非一定經常發生，而且也可事先於術中採取高規格的止血處置。所以，對於不曾有嚴重血栓症狀而只是穩定服藥預防者，可依一般原則處置，但對於停藥高風險的患者，可視手術部位不同而有不同建議，例如：只是內視鏡檢查而不一定會行切片檢查時，不要因停藥而顧小失大；表淺手術或簡單拔牙時（可行直接壓迫止血之部位），則可採取延長壓迫傷口止血時間的方法；無法壓迫止血部位但非出血併發症會嚴重影響生理機能的手術時，將抗血小板藥物或抗凝血劑減量，或暫時替換成療效較弱的藥物，也可與手術醫師討論權衡得失，採取術中高規格止血處置（如使用止血凝膠），而非僅顧及手術部位「可能的」出血風險而讓患者暴露在較高的腦中風風險下。

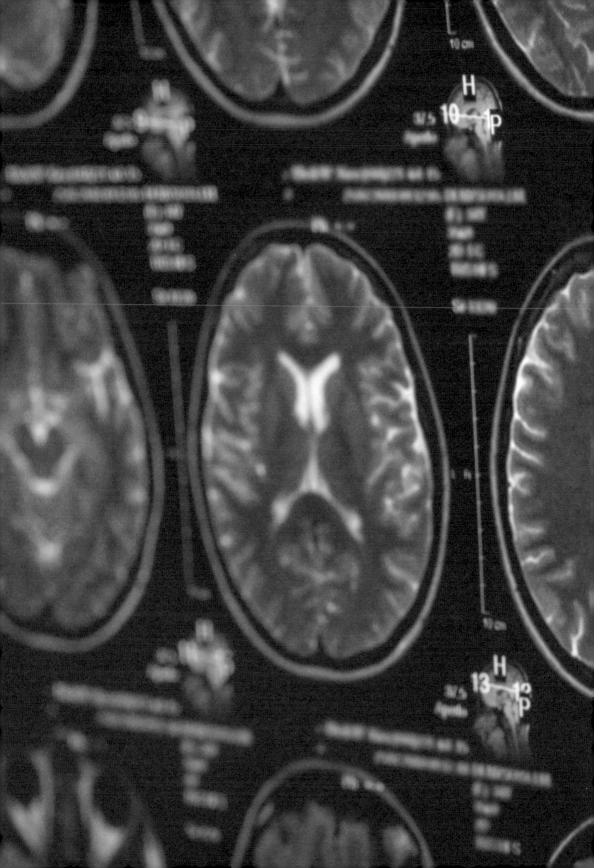

第3章

【預防篇】

腦中風的預防

小心！這些人容易腦中風

腦中風長年為台灣重要的死因之一，也是導致失能的主因，即使急性治療方面的醫學有關鍵性的進步，但是仍無法讓所有的患者免於遺留下程度不等的神經功能障礙。因此，**要防治腦中風，必須正確認知源頭的危險因子**，達到「預防勝於治療」的重要概念，如此才能將傷害減至最低。

1 【不可逆（不可調控）危險因子】

年齡	年齡是腦中風重要的決定因子。55歲以後每增加10歲，其發生率倍增，而中風的死亡率亦隨著年齡的增加而遞增。

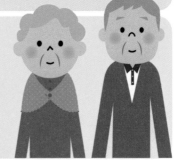

性別	女性因為停經前有女性荷爾蒙的保護，第一次腦中風年齡較男性高，在65歲以前男性較女性多20%的腦中風機率。

種族	東亞民族的腦出血發生比例，明顯高於西方白種人。而腦梗塞方面，東亞人種以顱內動脈狹窄的比例較高，白種人則是以顱外頸動脈狹窄的比例較高。

基因／家族史

有中風家族史者，大約會增加30%中風的風險，因此詢問家族史通常對於了解病患中風風險很有幫助，例如體染色體顯性多囊性腎臟病（autosomal-dominantpolycystic kidney disease）容易合併顱內動脈瘤，因此兩個一等親以上有蜘蛛網膜下腔出血或顱內動脈瘤病史，可以考慮接受非侵入性的動脈瘤篩檢。

2【可逆（可調控）危險因子】

1. 高血壓（收縮壓>140mmHg，或舒張壓>90mmHg）：

　　根據2015年台灣高血壓治療指引，一般人血壓基本要控制在140／90mmHg以下；若合併糖尿病、冠心病、慢性腎臟病併蛋白尿，或是有接受抗血栓療法來預防中風，則需更嚴格控制在130／80mmHg以下；只有年紀大於80歲單純罹患高血壓的長者，血壓控制標準才可以放寬至＜150／90mmHg。

　　長期高血壓易導致血管壁受損，併發血栓症或血管硬化，引起缺血性腦中風。在中風相關的眾多危險因子中，高血壓的相關性最強，約有50%的腦中風和高血壓有關。血壓值愈高，得到腦中風的機率也愈高，所以高血壓的控制，應是次級中風預防中最重要的治療。臨床試驗指出，自我監控血壓、定期量血壓、健康的生活型態，是預防高血壓的關鍵，也是高血壓管理控制重要的一環。

根據台灣心臟學會的S-ABCDE法則，能降低血壓的生活型態調整項目包括低鈉（Sodium）、控制酒類飲用（Alcohol）、減重（Body weight）、戒菸（Cigarette）、健康飲食（Diet）、規律運動（Exercise）。

S-ABCDE生活降血壓守則

S　限鹽——Salt restriction
▶ 每日鹽分攝取量低於6公克。

A　限酒——Alcohol limitation
▶ 男性每日啤酒不喝超過700毫升，或紅酒240毫升，或威士忌75毫升；女性每日啤酒不超過470毫升，或紅酒160毫升，或威士忌50毫升。

B　減重——Body weight reduction
▶ 身體質量指數（BMI）控制在18.5～24.9。

C　戒菸——Cessation of smoking
▶ 抽菸會增加中風的機會。

D　飲食控制——Diet adaptation
▶ 每天攝取8～10份蔬果、2～3份低脂製品、減少飽和脂肪和膽固醇攝取。

E　持續運動——Exercise adoption
▶ 每週運動逾5天，每天至少30分鐘。

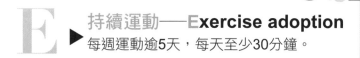

第1章
基本知識篇

第3章
預防篇

第4章
進階篇

對於已經確診高血壓的患者，規則性降血壓藥物的治療可以使腦中風機會平均降低35%至40%。臨床上建議先經頸動脈超音波排除腦部供血動脈無狹窄阻塞的情形，再將收縮壓與舒張壓數值控制低於140／90mmHg以下，腦血管疾病的併發症就會降低。另外，對於一些合併腦血管狹窄阻塞或處於腦中風急性期的患者，血壓控制的目標值或治療的降幅，應請教專業醫師視病人情況而個別化。

2.糖尿病：

糖尿病是台灣常見的重要慢性病之一，發病的初期沒有明顯的症狀，除非做抽血健康檢查，否則不容易發現血糖過高。長期高血糖會造成血管的變性、血液黏度的增加及血管本身的硬化。這些血管病變若發生在頭頸部血管，可能會增加腦中風發生的機率。

 糖尿病的診斷標準

- 糖尿病：
  空腹八小時（飯前）血糖值大於或等於126mg/dl；糖化血色素（HbA1c）大於6.5%（糖化血色素可以間接代表抽血前三個月平均血糖的控制情形）。

- 正常：
  飯前血糖值低於100mg/dl；糖化血色素小於5.7%。

- 糖尿病前期：
  血糖值介於100～125mg/dl，糖化血色素介於5.7%～6.5%，為糖尿病的高危險群，若能維持理想體重、適當的運動和適宜的飲食習慣，則可降低或延緩糖尿病的發生。

糖尿病診斷參考

檢驗項目	糖化血色素 HbA1c值（%）	空腹血糖（mg/dl）	飯後2小時血糖（mg/dl）
未得糖尿病	5.8未滿	80～110	80～140
糖尿病前期	5.8～6.5	110～130	140～180
糖尿病　控制尚可	6.5～7.0	130～160	180～220
糖尿病　控制不良	7.0～8.0		
嚴重糖尿病	8.0以上	160以上	220以上

資料來源：日本糖尿病協會

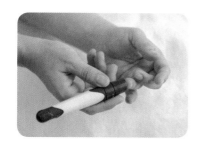

　　對於已知罹有糖尿病的患者，則需加上規律有恆的藥物控制及定期的血糖監控。常用的藥物包括口服降血糖藥物及皮下注射型胰島素，但每個人對藥物的反應不一，必須定期自行以專用針頭扎手指頭採血後，以家用型血糖機測試，或到醫療院所抽血，方能確定該藥物劑量是否控制得宜。其在方便性及無侵入性上常令患者很難有效地密集監控，建議在控制穩定之前，多花一點時間與耐心，尋求最平穩控制的方法與劑量。

3. 心臟病：

　　特別是指心房顫動型（atrial fibrillation）的心律不整。正常的心臟跳動是從竇房結開始發出節律整齊的脈動（約60～100次／分），然後依次通過心房、房室結傳至心室，使整個心臟規律協調的收縮與舒張；而心房顫動的機制則是心房組織內有很多快速的不正常放電，導致心房無法正常地同步收縮且心跳數忽快忽慢而不規律，使得血液在心房內出現無效性的原地打轉。血液淤滯可能最後凝固成血栓，當脫落的血栓隨著血流遊走到腦部血管時，血管阻塞性腦中風就發生了。

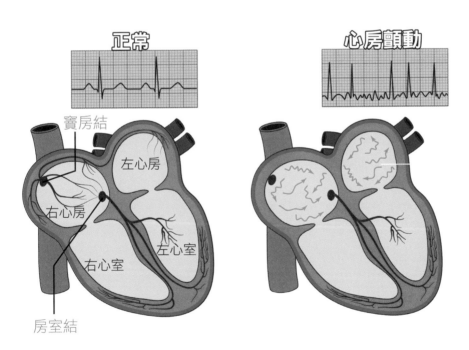

正常　　　　　　　　　　心房顫動

竇房結

左心房

右心房

左心室

右心室

房室結

心房顫動（artrial fibrillation）俗稱房顫，是臨床上最常見的一種心律不整，盛行率約2%，而且隨著年紀的增加，心房顫動發生的比率也增加。而根據流行病學的調查發現，**心房顫動的病人發生腦中風的機會是正常人的四～五倍以上，而且常是大血管被血栓堵住的大中風，不可不慎！**

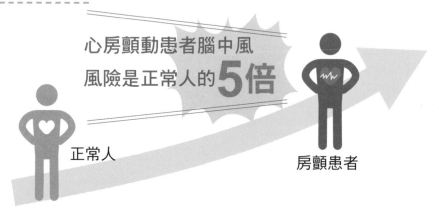

心房顫動患者腦中風
風險是正常人的**5倍**

正常人　　　　　　　　　　房顫患者

心房顫動的症狀包括：❶心悸——感到心跳、心臟跳動紊亂或心跳加快；❷眩暈——頭暈眼花或者原因不明昏倒；❸胸部不適——疼痛、壓迫或者不舒服；❹氣短——在輕度體力活動或者休息時感覺呼吸困難；❺可能沒有任何症狀但危害（血栓栓塞併發症）仍然存在。

目前有一簡單的評分方法來評估心房顫動病人發生腦中風的可能性，即「CHA$_2$DS$_2$-VASc評分表」。C代表心衰竭，H代表高血壓，A代表年齡大於75歲，D代表糖尿病，S代表發生腦中風過。除曾腦中風過和年紀大於75歲以上二項得2分外，其餘每一項目均得1分；總分0分者發生腦中風機會為低風險性，總分為1分者發生腦中風機會便為中度風險性，總分大於1分以上（2-9分）者發生腦中風機會便為高度風險性。CHA$_2$DS$_2$-VASc分數評估為低風險時，便需要服用抗血小板製劑（如Aspirin）來預防中風的發生，但如果分數為中度以上的風險，便需要服用抗血栓藥物（如Coumadin或NOAC）預防中風的發生。

CHA$_2$DS$_2$-VASc 風險評分表

下表中為房顫患者的中風風險預測量表，**分數越高即代表房顫患者發生中風的可能性越高。**

非瓣膜性房顫中風與血栓栓塞的危險因素

主要危險因素（2分）	非主要危險因素（1分）
• 中風／短暫性腦缺血發作 • 年齡≧75歲	• 心力衰竭／中重度左室功能障礙（EF值≦40%） • 高血壓 • 糖尿病 • 女性 • 年齡65～75歲 • 血管疾病

風險總分	0	1	2	3	4	5	6	7	8	9
腦中風年發生率	0%	1.3%	2.2%	3.2%	4.0%	6.7%	9.8%	9.6%	6.7%	15.2%

資料來源：2010年歐洲心臟學會心房顫動治療準則

4. 高血脂症：

「血脂」指的是血液中的脂肪，主要包括膽固醇及三酸甘油脂。「高血脂」是導致冠心病發生最重要的危險因子，故積極控制血質可以減少心血管疾病的發生率。

血脂治療目標值

	無心血管疾病者	心血管疾病及糖尿病患者
總膽固醇（TC）	<200	<160
三酸甘油脂（TG）	<200	<150
低密度脂蛋白（LDL-C）	<130	<100

膽固醇及中性脂肪均會沉積在管壁，發生血管壁粥狀硬化而破壞血管內血流通暢。根據醫學研究發現，<u>缺血性腦中風與低密度膽固醇（LDL）值偏高，及高密度膽固醇（HDL）值長期偏低有關</u>。使用能造成高密度膽固醇升高之fibrate類藥物，或以降低膽固醇為目標之statins類藥物，皆顯示對腦中風的預防有顯著成效。

降血脂藥物：史他汀類（statins）

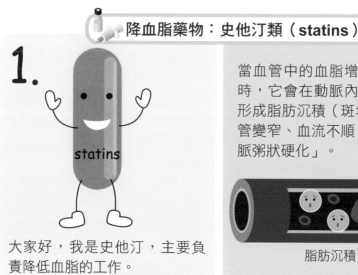

1.

statins

大家好，我是史他汀，主要負責降低血脂的工作。

2.

當血管中的血脂增高時，它會在動脈內壁形成脂肪沉積（斑塊），使血管變窄、血流不順，造成「動脈粥狀硬化」。

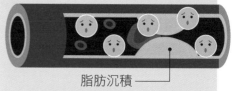

脂肪沉積

3.

膽固醇

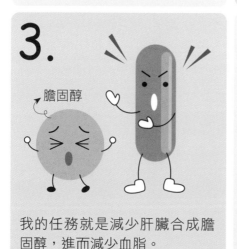

我的任務就是減少肝臟合成膽固醇，進而減少血脂。

4.

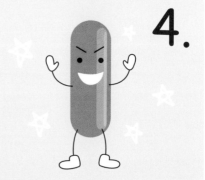

我除了減少膽固醇的產生，還能延緩新的斑塊形成，並讓原本的斑塊變得更穩定！

另外，非藥物之治療包括：

❶ 飲食治療：

增加蔬菜、水果、不飽和脂肪酸及高纖維食
物的攝取，多使用植物油並限制飽和脂肪酸、膽固醇的攝取
總量。其重要性絕不亞於藥物治療，兩者並行尤佳。

❷ 體重控制及規律運動：

健康成人至少每週要有3～5天、每次30分鐘的中強度有氧運
動，例如快步健走。

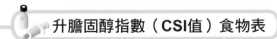

升膽固醇指數（CSI值）食物表

升膽固醇指數（Cholesterol Saturated fat Index，簡稱
CSI），是以食物中的飽和脂肪及膽固醇計算，代表食物對身
體膽固醇的影響程度。CSI值越大，罹患心臟血管疾病的風險
也越高。CSI指數算法如下：

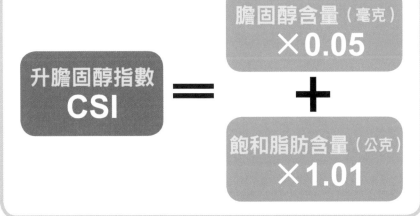

升膽固醇指數 CSI ＝ 膽固醇含量（毫克）×0.05 ＋ 飽和脂肪含量（公克）×1.01

下表將食物分為綠燈安全區與紅燈注意區，建議日常飲食中多選擇綠色區塊的部分，減少紅色區塊的食物。

	豆奶蛋類（CSI值）	油脂類（CSI值）	肉類（CSI值）	海鮮類（CSI值）
綠燈 安全區	豆漿 0.1	芥花油 10	雞腿（去皮） 4	牡蠣 3.1
	豆花 （花生口味） 0.2	大豆油 16.2	豬小里肌 4.7	紅鮭魚切片 5.8
	傳統豆腐 1.0	橄欖油 16.3	雞胸肉（帶皮） 8.5	白蝦 9.5
紅燈 注意區	全脂奶粉 26.5	雞油 36.8	香腸 13.5	小卷 15.9
	奶精 （植物性） 32.3	豬油 45	豬大腸 16.0	紅蟳 16.6
	雞蛋黃 67.8	動物性奶油 63	豬五花肉 （去皮） 17.5	蝦米 33
	鹹鴨蛋黃 109.5	椰子油 91	豬腦 107.4	烏魚子 34.1

★主要來源參考：中華民國血脂及動脈硬化學會

5. 頸動脈狹窄或顱內動脈狹窄症：

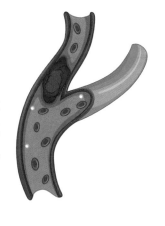

頸動脈狹窄易在狹窄處產生血液渦流並進而產生血栓，由血栓脫落的栓子隨著血流到腦部，便造成腦中風。嚴重的動脈狹窄也會直接影響導致腦部的血流供應不足。

6. 以前曾患過腦中風或暫時性腦缺血者：

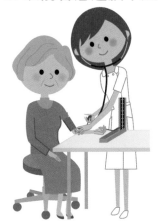

曾發生過腦中風的患者代表整體的血管品質不佳，故十分之一的腦中風倖存者在隨後的一年內可能再發生腦中風，六分之一的腦中風倖存者在隨後兩年內可能發生下一次的腦中風，需採取更積極的預防保養措施。

7. 抽菸：

菸草中的尼古丁可使血管痙攣、血壓升高，加速動脈硬化甚至鈣化，增加血液凝固性與黏稠度。因此抽菸者更容易罹患各型腦中風、心肌梗塞等腦心血管性疾病。

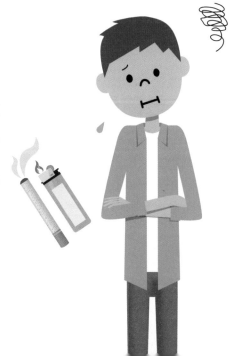

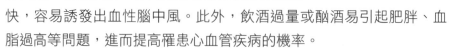

8. 喝酒：

過量飲酒可能導致中樞神經興奮，造成精神亢進、情緒高昂，並導致血壓上升而心跳加快，容易誘發出血性腦中風。此外，飲酒過量或酗酒易引起肥胖、血脂過高等問題，進而提高罹患心血管疾病的機率。

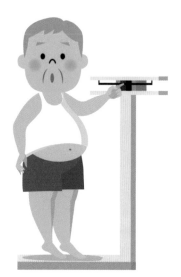

9. 肥胖：

目前的肥胖標準我們是以身體質量指數BMI及腰圍來判定。BMI的計算方法為「體重（公斤）÷身高^2（公尺^2）」。理想體重範圍為18.5≦BMI＜24，當BMI≧24則代表「體重過重」，當BMI≧27時就代表「肥胖」了。肥胖的人容易發生高血壓、糖尿病、心臟病、高血脂等等疾病，所以當然也是可能導致腦中風的因素之一。

3【非危險因子但具有相關共病性】

全身血管的狀態好壞是往往是一致的，若是身體其他的血管嚴重狹窄，例如冠狀動脈、腎動脈或四肢的周邊動脈狹窄，則頭頸部的血管通常也常有不等程度的狹窄，同時有多處血管問題的患者可高達40%以上。有心肌梗塞或嚴重周邊血管疾病的患者，未來腦中風的危險性為無心血管疾病者的2～4倍。

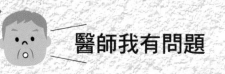

醫師我有問題

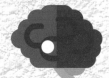

動脈粥狀硬化會同時合併腦中風與心肌梗塞嗎？

非常有可能！因為全身的動脈血管系統都處在同一個環境的身體中，個體的基因體質、糖尿病、高血脂、高血壓等對血管硬化的危險因子是一樣的；好比在同一個下水道系統中，水管壁會生鏽的話，當然不只一處生鏽而已，只是每處生鏽的嚴重度有別。所以，**動脈粥狀硬化是全身性的疾病**，最常出現問題的地方如：❶ 腦血管／頸動脈阻塞可能導致腦中風；❷ 心臟血管阻塞造成心肌梗塞；❸ 周邊四肢血管阻塞造成間歇性跛行或足部缺血壞死。

根據研究，當發現一處血管粥狀硬化出現阻塞症狀時，約有30～40%的患者會同時有一處以上其他部位的血管也粥狀硬化，故建議有心臟冠狀動脈狹窄的患者，也要主動檢查頭頸部血管，而曾罹有腦中風的患者，也要多注意是否有胸悶氣短的症狀，提高警覺並儘早接受檢查與治療。

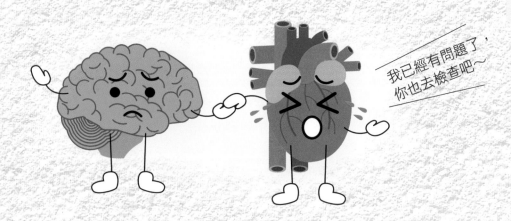

我已經有問題了，你也去檢查吧～

腦中風的預防

　　腦中風的發生絕非意外，它是可以預防的，只要充分了解腦中風的危險因子，從生活中建立良好的飲食習慣，搭配足夠的運動與健康的生活型態，避免吸菸與過量飲酒，並定期接受健康檢查，就能預防腦中風。中風的預防可分為初級預防（primary prevention）及次級預防（secondary prevention），初級預防指未有中風症狀時即開始預防，次級預防代表已經有中風症狀或發生中風後須預防再次中風。

1【腦中風的初級預防】

　　由於約76%的中風是第一次發生，而不是再次中風，因此在臨床上特別強調初級預防的重要，必須針對前面提到的可逆（可調控）危險因子，養成健康的生活習慣與警覺。

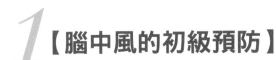

腦中風的初級預防方法

1　養成健康的生活作息，避免長期熬夜。

2　養成健康均衡的飲食習慣。

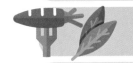

3　保持運動習慣。

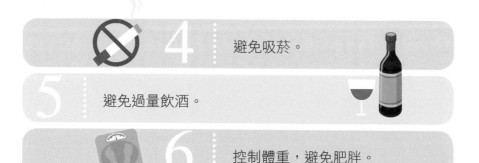

4 避免吸菸。

5 避免過量飲酒。

6 控制體重，避免肥胖。

7 控制血壓、血糖。若本身為高血壓、糖尿病患者，須終生服藥；高血脂者要遵循醫囑服用降血脂藥物。

第**1**章
基本知識篇

第**3**章
預防篇

第**4**章
進階篇

2 【腦中風的次級預防】

讓已經得過中風的病人不要再得到中風，稱之為次級預防。根據統計，**25%**的患者因二次腦中風而死亡，因此如何及早有效預防腦中風復發，顯得格外重要。針對已經得過中風者，除了要控制生活中的危險因子外，尚須向醫師詢問自己發生腦中風的可能潛在原因，採取更積極的治療策略，例如更嚴格的藥物控制或手術治療。

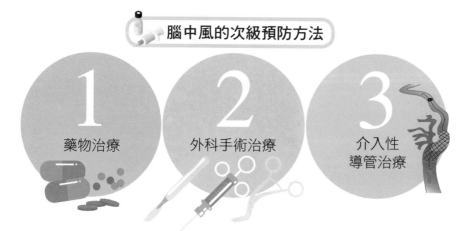

腦中風的次級預防方法

1 藥物治療　　2 外科手術治療　　3 介入性導管治療

第3章 腦中風後**衍伸性疾病**

1【血管型失智症】

　　一般人的觀念認為腦中風一定是會有一側手腳乏力或嘴歪眼斜的表現，但殊不知也有很多是自己感覺不到的「小中風」。這些因腦部末梢小血管阻塞導致的小中風，在電腦斷層或核磁共振影像上呈現直徑小於1.5公分的小洞，因而稱為「小洞性梗塞」（lacunar infarcts），雖不致明顯影響運動或感覺功能，但會逐漸出現認知功能障礙，就好比電腦硬碟的壞軌一樣，累積多了就會讀取不到資料，演變成所謂的「血管型失智症」！

　　根據醫學研究資料顯示，腦中風患者若存活下來，每年約有5%的患者會遺有認知功能障礙；五年後，罹患失智症機會更高達約25%。

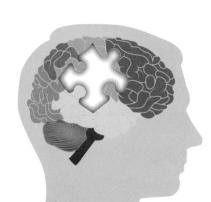

血管型失智症是腦血管疾病後，因腦部血液循環有問題而造成的失智症，發生的盛行率僅次於退化性阿茲海默症，佔失智症類型中的第二位。臨床研究證實，中風患者容易退化成血管型失智症者，也有可能最後與阿茲海默症合併成混合型患者。

兩大失智症比一比

	血管性失智症	退化性阿茲海默失智症
發生率	占所有失智症約30%	占所有失智症約60%
年齡／性別	年紀略低（可以發生於任何年齡的中風後）／男性為多	65歲以上／女性較多
症狀表現	記憶語言能力惡化、局部的神經學病症（如一邊手腳無力，一邊會抖）	記憶語言能力惡化
特徵	容易出現夜晚的混亂，稱作「日落症候群」	常常在比較早期的時候發生人格的退化
情緒障礙	有病識感，容易併有憂鬱症	無病識感，較少併有憂鬱症
病程發展	階梯式惡化（中風一次惡化一段），若有好的照護和復健，有機會維持	並非突然發病，斜坡式緩慢惡化
併發症／死亡率	常合併血管併發症，死亡率較高	晚期始出現併發症，生存期與一般人相似
治療重點	與控制心血管疾病危險因子相同，預防再次腦中風	重視神經營養，服用健保給付之失智症藥物（抗乙醯膽鹼藥物）
預防性	較可預防	無法預防

失智症即病人腦部智力功能退化，主要表現是記憶力喪失，再加上其它如語言功能、空間定向功能、操作功能、抽象思考、計算等功能障礙，造成病人日常生活能力下降。生活中需要做複雜的計算工作、知識整理等事務的人，才會因為一點點智力的下降，就警覺地被發現罹患失智症，生活愈是單純者較不易被發現罹患失智症。而「血管性失智症」顧名思義就是由於腦血管疾病所導致的失智症，診斷標準主要包含三大要件，一是要有失智症，二是要有腦中風的發生，三是腦中風和失智症之間要有關連。血管性失智症的退化速度，與中風次數、中風發生的位置有密切關係。

　　一般而言，血管性失智症是以記憶喪失、反應遲鈍和走路的步伐變小等症狀開始。**隨著中風次數的累積，患者的病況會如同階梯般，一階段一階段地惡化，家屬也會覺得中風後病人的情況一次比一次更差。**

聽聽醫師怎麼說！

　　2017年，瓊瑤女士公開證實其夫婿平鑫濤罹病。其症狀剛開始是右手發抖，接著是無法瞭解文章和電影的意義，後來雙腳愈來愈無力，需拐杖才能步行，直至這一階段家人才帶他就醫，最後經醫生確診為「小中風」後的「血管型失智症」。

　　失智症的問題已經成為全球共同的議題，從上述例子可知，即使患者以前是腦筋聰明靈光的人，長久下來也會出現癡呆及行為失能，需長期仰賴他人照護，造成家庭與社會的沉重負擔。

血管性失智症的合併症

「血管性失智症」有三大合併症，分別是：❶感染、❷跌倒、❸再度中風。血管性失智症於疾病的早期就可能因腦血管病變造成腦部神經受損，合併吞嚥困難，容易嗆咳而產生吸入性肺炎；病人由於中風後肢體活動控制不良，加上年紀大反應速度變慢及步態不穩等問題，容易跌倒而造成肢體骨折，增加臥床風險；另外，血管性失智症的病人由於身體血管已有病變，若無適當預防與治療，容易反覆地發生腦血管病變，使得大腦功能繼續遭受破壞。根據以上三個因素，研究發現「血管性失智症」病人的死亡率，較其他失智症患者來得高。

血管性失智症的治療

對於「血管性失智症」的治療，目前尚無直接有效的療法。由於血管性失智症的根本原因在於腦血管病變，因此預防腦血管病變即成為預防血管性失智症的不二法門。

發生腦血管病變的原因有很多，常見的危險因子包括高血壓、糖尿病、高血脂症、心臟病、抽菸、喝酒等，這些危險因子有些要靠藥物的協助，有些則是需要病人配合改變生活習慣才能減低腦中風的發生。至於直接治療血管性失智症的方法，目前則是有抗血小板藥物、腦血管循環促進劑等用於治療方面，然而效果仍有待進一步研究。

照護中風患者的關鍵

　　除了注意危險因子避免再次中風之外，也需將復健活動融入日常生活，但大多數家屬並不瞭解，一般多重視肢體復健運動，且僅是在醫療機構進行復健，忽視家庭或日常生活中的規律復健活動，更忽視強化認知功能的活動。建議平時可以多與中風患者交談，培養橋牌、棋藝、麻將等益智的娛樂消遣，或學習使用電子產品、玩玩電動玩具、唱唱歌、郊遊旅行、多參與社交活動等，皆可達到復健目的，又可改善認知功能及健康情緒。

2【憂鬱症】

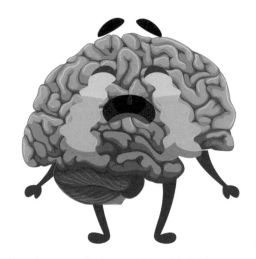

　　腦中風除了容易造成肢體失能以外，腦部的病變也會導致患者的認知低下與情緒障礙。近年來的研究報告顯示，**中風後產生憂鬱症的比例約可高達40％左右，只是經常被大家所忽略**。所以腦中風病患除了照顧其身體健康和生活起居之外，還需要注意是否有憂鬱症狀，若病患出現心情低落、喪失興趣、悶悶不樂、不愛活動、胃口變差，甚至有自殺念頭等常見的憂鬱症狀，就有可能罹患腦中風後憂鬱症。目前已知腦中風後憂鬱症的產生與腦部病變部位、神經受損的程度，以及日常生活功能障礙的嚴重性有關，即較大範圍的腦部損傷、左側前額腦區中風及無法自我照顧的中風患者，較容易有憂鬱症狀。

中風後憂鬱症會減低患者做復健的意願，因而減緩腦中風恢復的速度，故其症狀的治療亦相當重要。與一般人患憂鬱症不同的是，腦中風後的憂鬱症大多為輕度憂鬱症狀，故其治療著重於良好的腦中風後照顧，包括身體照顧、復健、心理輔導、家屬支持等，再搭配抗憂鬱藥物治療，便可以改善憂鬱症狀，同時也改善病患的日常活動功能、認知功能。相對地，近年來有一些報告顯示，本來就有憂鬱症或突然發生心情上嚴重的打擊，亦為發生腦中風的重要危險因素，尤其對於65歲以下（退休前）的人更為顯著。

3 【腦中風後癲癇】

腦中風目前是老年人癲癇最主要的原因，隨著人口老化與醫學進步，使得腦中風死亡率降低，腦中風後急性期與慢性期的癲癇問題也開始備受重視。在腦中風病人中，約有2～6%曾在腦中風後發作癲癇；而在所有癲癇病人中，11％可歸因於腦血管疾病。

腦中風後癲癇發作的分類，最多的是部分發作（partial seizures），約占17～66％，導致意識喪失的大發作占比略少。至於腦中風後癲癇的預防性藥物治療，目前證據均未達統計上意義，故如腦中風後未曾發生癲癇發作，則不建議使用抗癲癇藥物；而腦中風後遲發性癲癇發作的患者有較高復發的機會，可能需要使用抗癲癇藥物治療。至於抗癲癇藥物的選擇並無證據顯示使用何種有較佳療效，只是新型抗癲癇藥物相對有較佳的安全性並且交互作用較少。

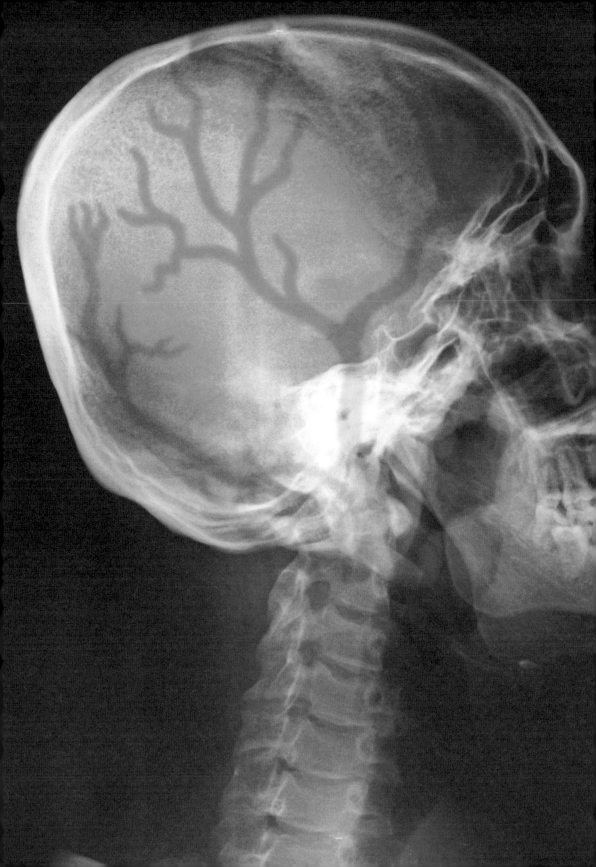

第4章

【進階篇】

其他臨床上
常見的腦血管疾病

其他常見的 腦血管疾病

在出血性的腦血管疾病中，除了前述一般的自發性腦內出血及動脈瘤導致的蜘蛛網膜下腔出血外，還有兩種常見之疾病會以腦出血來表現，一是腦動靜脈畸形，另一則是硬腦膜動靜脈瘻管。

在病理結構上，兩種疾病皆是動脈端血流未經由正常的微血管組織，而是經由一不正常血管結構，快速地通向靜脈端，產生靜脈高壓性的病變（類似於海水倒灌導致淹水的概念）。兩者的主要差異性在於，腦動靜脈畸形發生於腦實質內，一般認為屬先天性疾病（congenital），而硬腦膜動靜脈瘻管發生於腦膜上，一般認為屬後天性疾病（acquired）。

1【腦動靜脈畸形】

腦動靜脈畸形（Brain Arteriovenous Malformation, bAVM）為一先天性疾病，但少有家族遺傳性。其盛行率為每十萬人中有18人，約占所有腦中風病變的1～2%，但占年輕人腦中風的3%，容易發現的年紀約為40歲之前。每年每100位患者中約有4位會以出血來表現，一旦發生出血，30%患者會有殘疾，10%會死亡，亦可謂一危險可怕之疾病。

腦動靜脈畸形常有多條的供血動脈，供應一不正常的血管團組織病灶（nidus），產生異常高壓鼓脹的腦靜脈，其血流方向可流向淺層或深層大靜脈後返回心房。較小的病灶可能因緩衝壓力區域較小，臨床上常以「頭痛或出血」來表現；較大的病灶可能產生較嚴重的「偷血現象」（即病灶血流較強而減少了正常組織的灌流），常以「頭痛或癲癇」來表現，其中10～20%的患者也會併發與腦動靜脈畸形有關聯的動脈瘤。

第1章
基本知識篇

第2章
檢查與治療篇

第4章
進階篇

第5章

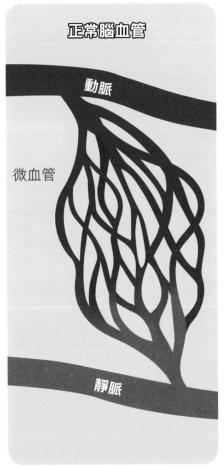

正常腦血管

動脈

微血管

靜脈

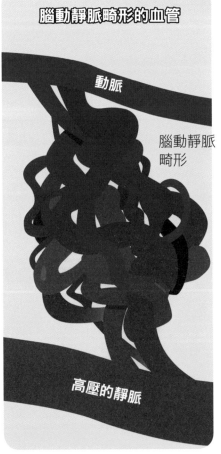

腦動靜脈畸形的血管

動脈

腦動靜脈畸形

高壓的靜脈

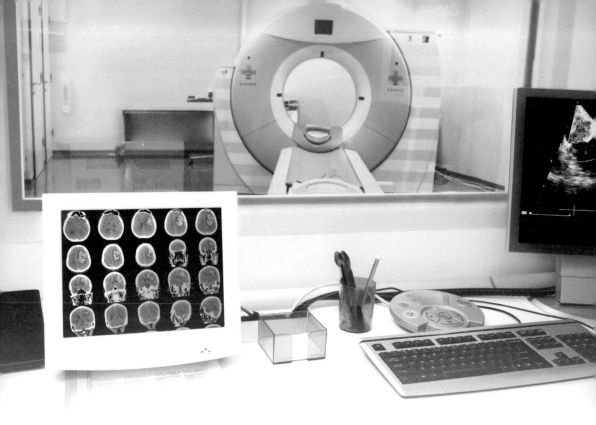

腦動靜脈畸形之臨床表徵

其臨床症狀在出血或癲癇發作前多不明顯，常以頭痛為表現，一旦出血則取決於病灶的位置與出血的嚴重程度，若發生嚴重腦腫脹則可能有生命危險。

腦動靜脈畸形之診斷

1. 腦部電腦斷層：

未注射顯影劑之電腦斷層檢查可能無法診斷未出血的腦動靜脈畸形，但有些腦動靜脈畸形會存有一些鈣化組織，暗示可能有此病變。而注射顯影劑之電腦斷層檢查則可明顯發現異常擴張之腦動脈或腦靜脈，仍是第一線的檢查工具。

2. 腦部核磁共振：

　　一般的腦部核磁共振較電腦斷層檢查更容易發現異常的腦動靜脈畸形與正常腦組織之關係，而特殊的腦部核磁共振血管攝影檢查（MRA）可明確診斷出腦動靜脈畸形病灶之大小、位置、主要供血動脈與引流靜脈方向，是重要的非侵入性檢查工具。

3. 腦部數位減影血管攝影檢查：

　　腦部數位減影血管攝影檢查（Digital Subtraction Angiograph, DSA）為一侵入性檢查工具，可以同時提供空間結構上細微的異常資訊以及時間軸上血流動態的分布情形，為最佳檢視供血動脈與引流靜脈的診斷工具。

🧠 腦動靜脈畸形之分級

　　臨床上，一般多採用Spetzler-Martin（S-M）分級法，將腦動靜脈畸形依大小、病灶位置與引流靜脈深度三項，分別依重要性量化（如下頁表格），總分為1～5（6）分。

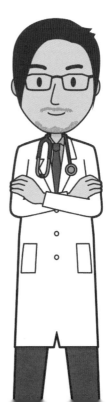

　　治療的方式與此分級有密切關聯，一般2分以下以手術切除為主，3～5分以加馬刀為主或採多方法的綜合治療。根據一近代研究ARUBA的報告，5～6分未曾出血者，考慮其治療之高危險性，亦可採保守治療。

	項目	分數
大小	病灶＞6公分	3分
	病灶3～6公分	2分
	病灶＜3公分	1分
病灶位置	功能腦區	1分
	非功能腦區	0分
引流靜脈深度	深部引流	1分
	淺部引流	0分

註1 功能腦區之定義為已明確知曉該區之功能者，如運動區、語言區等。

註2 總分1～5分，另外也可把更瀰散範圍者直接給予6分，意指完全無法治療案例。

腦動靜脈畸形之治療

　　根據已經出血與否與上述Spetzler-Martin（S-M）分級的量化分數，可以考慮的治療方式如下：

1. 外科手術切除腦動靜脈畸形：

　　對於已經出血之高風險病患或手術風險較小的S-M 2分以下者，藉由手術方式可快速地清除病灶，治癒腦動靜脈畸形，惟仍需注意術中及術後可能的出血風險。

2. 加馬刀放射治療：

　　屬於侵入性相對較低的治療，對於無急性或無嚴重症狀之病患，在腦內深部或重要腦功能區周圍的病灶，或不容易藉由手術方式安全地切除之病灶，如S-M分數在3～5分者，可利用高精準性放射線投予，使其血管內皮細胞變性，約2～3年時間內病灶血管會慢慢地自行阻塞萎縮。病灶大小以3公分內治癒率較高，可達八成以上，惟等待治癒的時間內，仍有出血風險。

第1章
基本知識篇

第2章
檢查與治療篇

第4章
進階篇

第5章

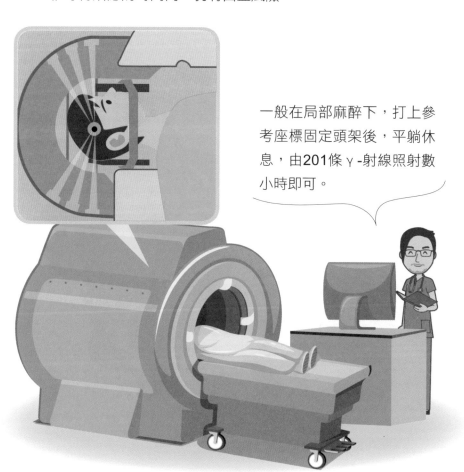

一般在局部麻醉下，打上參考座標固定頭架後，平躺休息，由201條 γ-射線照射數小時即可。

3. 血管內栓塞治療：

　　亦屬於一微創手術，將栓塞材料，如氰基丙烯酸異丁酯膠（n-Butyl Cyanoacrylate, NBCA）及Ethylene Vinyl Alcohol Copolymer膠（商品名：ONYX），在X光導引下注入供血動脈，可快速且有效封阻異常血流。但因為腦動靜脈畸形之病灶內通道非常複雜，不完全的治療並無法有效降低出血風險，且栓塞術本身亦有一定的風險，故建議一般保留在輔助手術前或加馬刀治療前的降低血流用途，或特別針對病灶周圍的潛在危險動脈瘤進行栓塞治療。

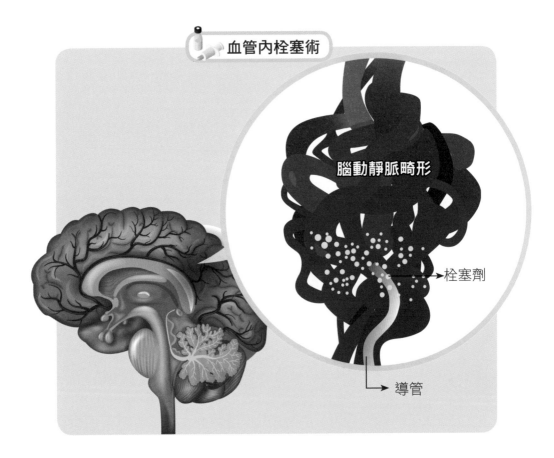

血管內栓塞術

腦動靜脈畸形

栓塞劑

導管

4. 觀察與追蹤：

　　針對年紀較大且無症狀者，或屬於S-M分級中5～6級困難治療案例者，依一近代研究ARUBA的報告，考慮其治療之高危險性，亦可採保守觀察治療。

第**1**章
基本知識篇

第**2**章
檢查與治療篇

第**4**章
進階篇

2 【硬腦膜動靜脈瘻管】

全球首例以複合式治療
腦膜動靜脈瘻管

　　硬腦膜動靜脈瘻管（Dural Arteriovenous Fistula, DAVF）是一種相對少見的疾病，約占所有顱內動靜脈畸形血管病變的10%～15%，好發的年紀約為40～60歲。硬腦膜動靜脈瘻管是位於硬腦膜上的病變，為一種硬腦膜動脈和大腦靜脈竇（cerebral sinus）或腦內皮質靜脈（cortical vein）之間的異常直接連接（shunt）。

　　理論上，硬腦膜動靜脈瘻管可存在於任何一處的硬腦膜上，但最常見的位置為靠近大靜脈竇的硬腦膜上，發生部位如橫竇、乙狀竇、海綿竇、矢狀竇、竇匯、前顱底及天幕。硬腦膜動靜脈瘻管的供血動脈大多來自多條的外頸動脈分支或顱外椎動脈分支，大部分瘻管為單一病灶，少部分為雙側性或多發性。

　　硬腦膜動靜脈瘻管所產生的異常靜脈高壓，其血流方向可流向大靜脈竇後返回心房、流向大靜脈竇後逆行腦內皮質靜脈或直接逆行腦內皮質靜脈，最終導致臨床病理表現。

硬腦膜動靜脈瘻管生成之致病機轉

　　真正的病理生成原因目前還不清楚，可能的致病機轉包括外傷、靜脈竇血栓、感染、荷爾蒙因素、凝血異常等。病患身體中產生局部具有刺激因子的環境，進而誘發血管新生現象，新的瘻管通道因此建立，或是內生性已存於硬腦膜層中的通道被再度打開。

 ## 硬腦膜動靜脈瘻管之臨床表徵

　　其臨床症狀是多元的，取決於瘻管的位置、引流靜脈的種類與血流逆行方向與血栓形成。最常見的體徵／症狀為因局部引流靜脈高壓所導致的症狀，如引流方向為眼靜脈則導致眼凸出，引流方向為耳後岩骨靜脈竇則出現脈動性耳鳴，引流方向為海綿竇則易患有顱神經麻痺。

　　另外，因整體靜脈系統高壓所導致的症狀包括頭痛、局部神經功能障礙、認知功能障礙、視力障礙、視乳頭水腫、腦室積水。具有腦內靜脈反流者甚至可以腦內出血來表現，其發生率約10%，遠較不具有腦內靜脈反流者高出許多。

硬腦膜動靜脈瘻管之診斷

1. 腦部電腦斷層

　　未注射顯影劑的電腦斷層檢查無法診斷硬腦膜動靜脈瘻管，僅能發現因硬腦膜動靜脈瘻管導致的不尋常腦出血，注射顯影劑的電腦斷層檢查雖亦無法釐清硬腦膜動靜脈瘻管病灶，但可發現異常擴張的腦靜脈或靜脈竇血栓，仍是第一線的檢查工具。

2. 腦部核磁共振

一般的腦部核磁共振較電腦斷層檢查更容易發現異常擴張的腦靜脈、靜脈竇血栓或腦水腫。而特殊的腦部核磁共振血管攝影檢查（MRA）可較明確診斷出硬腦膜動靜脈瘻管病灶的位置與引流靜脈方向，是重要的非侵入性檢查工具。

3. 腦部數位減影血管攝影檢查

為一侵入性檢查工具，可以同時提供空間結構上細微的異常資訊以及時間軸上血流動態的分布情形，為最佳的診斷工具。

硬腦膜動靜脈瘻管之分類

依據1995年Borden醫師發表的分類方式，硬腦膜動靜脈瘻管依靜脈引流的型態可分為三型：第Ⅰ型為瘻管引流至靜脈竇後直接或間接返流回心房；第Ⅱ型為瘻管引流至靜脈竇且有腦內皮質靜脈反流（Cerebral Venous Reflux, CVR）；第Ⅲ型為瘻管直接反流至腦內皮質靜脈。

另一臨床常用之分類由1995年Cognard醫師所提出，其將引流至靜脈竇後直接返流回心房列為I型；引流至靜脈竇後間接返流回心房列為IIa型；瘻管引流至靜脈竇且有腦內皮質靜脈反流為IIb型；直接反流至腦內皮質靜脈為III型；直接反流至腦內皮質靜脈且出現靜脈膨大擴張者為IV型。臨床表現、治療原則與預後與此二分類法存有密切關係（詳見下頁圖示）。

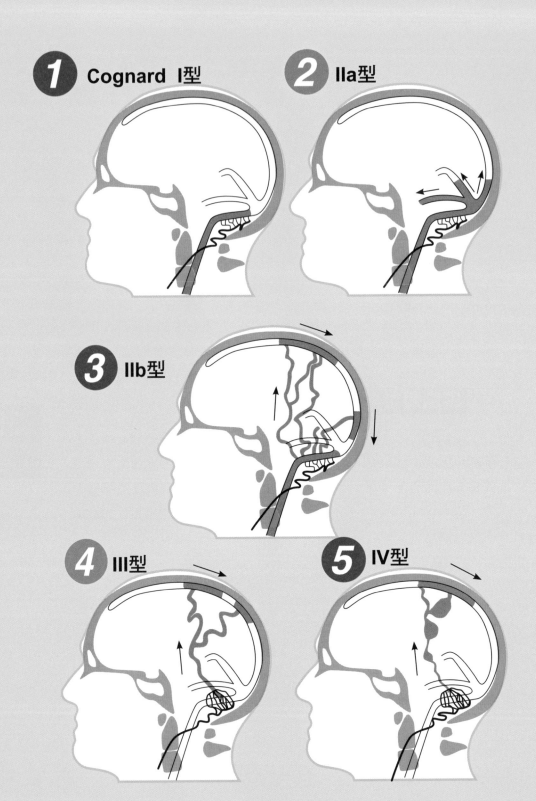

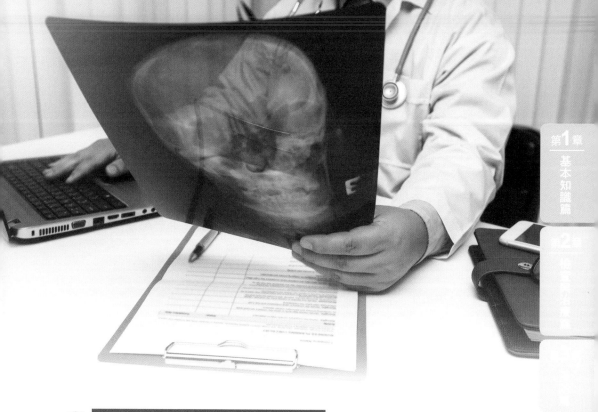

🧠 硬腦膜動靜脈瘻管之治療

根據不同的部位與型態分類，可以考慮的治療方式如下：

1. 觀察與追蹤

針對非屬危險腦內靜脈反流者，如Borden I型者，可選擇保守治療或症狀治療，其自然病史屬良性且無腦出血風險，甚至少數病患的瘻管病灶可自癒消失。

2. 外科手術切除硬腦膜動靜脈瘻管

對於存在腦內靜脈反流的高風險病患，在非顱底部位或容易藉由手術方式到達的病灶處，可直接手術切除硬腦膜動靜脈瘻管病灶，或截斷通往腦內靜脈的反流路徑，間接封阻硬腦膜動靜脈瘻管對腦組織的危害。

3. 加馬刀放射治療

對於無急性或無嚴重症狀的病患，在顱底部位或海綿竇等不容易藉由手術方式到達的病灶處，可利用精準性高劑量放射線投予硬腦膜動靜脈瘻管病灶，使其血管內皮細胞變性，在約半年至兩年時間內慢慢地自行阻塞萎縮。

4. 血管內栓塞治療

為目前治療腦膜動靜脈瘻管最主要的治療方式，依不同的入路方式，可分為經動脈入路、經靜脈入路及經手術入路等方式。又有不同的栓塞材料，可分為線圈（coils）、氰基丙烯酸異丁酯膠（n-Butyl Cyanoacrylate, NBCA）及Ethylene Vinyl Alcohol Copolymer膠（商品名: ONYX）。栓塞術是一可達快速且有效封阻的治療，可讓異常方向的血流無法進入瘻管內或逆流至腦內血管。

3 【毛毛樣腦血管病】

毛毛樣腦血管病（Moyamoya Disease）是一種慢性進行性腦血管閉塞疾病，常見於出現在內頸動脈末端到中大腦動脈段的顯著狹窄甚至閉塞，由於大血管閉塞，導致小血管代償性增生，異常毛細血管亂長成一團，而形成煙霧狀，腦血管攝影上很像毛玻璃，所以也稱之為「煙霧病」（日文為もやもや，Moya Moya）。**較多發病於15歲以下兒童或30～40歲之間的成年人，可能為單側性或雙側性。好發於亞洲人，歐美人士比較少見**，尤其在日本的發生率特別高，故日本人對此

病的研究比較完整深入，但確切的病因仍不明。其病理組織學上主要是血管壁平滑肌增厚與腔內血栓，與動脈粥狀硬化或發炎所致之狹窄不同。

第1章
基本知識篇

第2章
檢查與治療篇

第4章
進階篇

第5章

毛毛樣腦血管病

腦內大血管變窄，
小血管增生

 毛毛樣腦血管病之臨床症狀

發病的症狀因年齡而有差異。兒童早期以腦短暫性缺血及癲癇等症狀為主，其臨床表現主要為短暫、重覆發生的突發性偏癱，或左右側交替性的偏癱、癲癇發作；成年人病發時則可能以缺血性中風表現，但也較容易因這些不正常增生的煙霧狀毛毛樣血管破裂，而以腦內或腦室內出血症狀來表現（突發性頭部劇痛為主）。

🧠 毛毛樣腦血管病之診斷工具

核磁共振式血管造影（MRA）及電腦斷層式血管造影（CTA）為非侵入性的檢查，均可應用於此疾病的診斷及長期追蹤監測。腦部數位減影血管攝影檢查（DSA）則為一侵入性檢查工具，可以更精細地提供空間結構上細微的異常以及代償性側枝循環的情形，為最佳檢視的診斷工具，亦可同時做為預備行腦血管重建顱外——顱內繞道（External Cranial-Internal Cranial bypass, EC-IC bypass）手術前，評估顱外血管粗細的重要檢查。

核子醫學腦血流灌注檢查（Single-photon Emission Computerized Tomography, SPECT）是一種核子醫學掃描，利用放射線同位素在腦組織中分布的多寡，判定腦組織血液循環低下的部位與程度，可做為腦血管繞道手術術前判斷與術後追蹤的依據。

🧠 毛毛樣腦血管病之治療

醫學上此症尚無法預防，也無法有效根治，但可以進行症狀性的緩解治療。內科治療方式採服用抗血小板藥物，可部分改善腦血液循環。目前多採用外科手術——腦血管重建顱外——顱內繞道手術治療（見第二章P.076），就是把頭皮上的顱外動脈血管移植吻合於患者的顱內腦表面的供血動脈，補足因腦血管阻塞所致的腦血液循環短缺。最常施行的腦血管重建顱外——顱內繞道手術為：

1. 頭皮淺顳動脈與中大腦動脈接合術

頭皮淺顳動脈與中大腦動脈接合術（Superficial Temporal Artery-Middle Cerebral Artery anastomosis, STA－MCA anastomosis）屬直

接吻合，效果最直接快速，惟需較高的手術醫師經驗與技巧。

2. 腦-腦膜動脈吻合術

腦——腦膜動脈吻合術（Encephalo-duroarterio-synangiosis, EDAS）屬間接吻合，需2～3個月等待血管新生穩定，應用在兒童方面成效不錯。

3. 腦與肌瓣吻合術

腦與肌瓣吻合術（Encephalo-myo-synangiosis, EMS)，類似於腦——腦膜動脈吻合術，屬間接吻合。

毛毛樣腦血管病之預後

在兒童方面，腦血管重建顱外——顱內繞道手術可改善短暫性腦缺血症狀與癲癇，也可穩定智力發展與肢體障礙的改善性，約七成預後良好，較成人的預後為佳。在成人方面，腦血管重建顱外——顱內繞道手術亦可降低腦出血的機率。

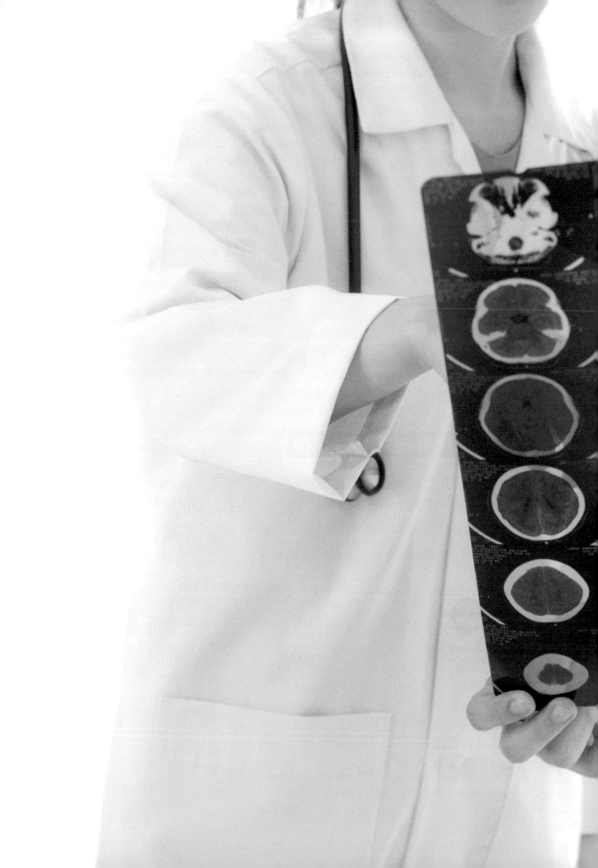

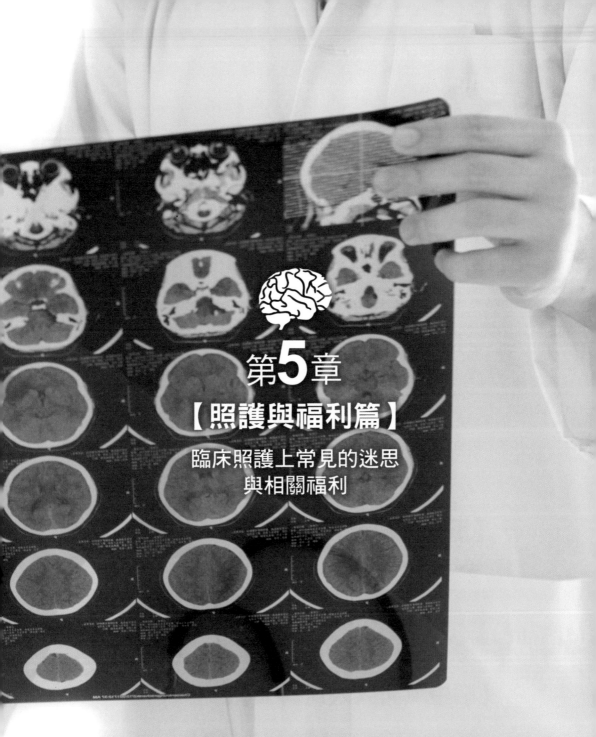

第**5**章
【照護與福利篇】
臨床照護上常見的迷思
與相關福利

註：本章相關福利政策僅供參考，詳細資訊請洽詢有關機構（或機關處），
並以衛服部最新公告為準。

迷思一：
中風是否符合
健保重大傷病？

重大傷病卡是針對醫藥費方面的優惠政策，可讓患者免除健保部分負擔，需由醫療院所直接記載並認定，符合資格即可申請。目前重大傷病證明資料一律登錄於健保卡內，不會發予實體卡片。重大傷病的權益主要在於申請核發之有效期間內，於該項疾病就醫的部分，得免除總醫療費用百分之十的自負額。

1【重大傷病卡有效期限】

分為短期30天和長期（數年）兩種：❶計算的方式由發病後第一家醫療院所的第一天就診起算，30天後自動取消；❷重大傷病證明有效期限屆滿，保險對象得於期限內依規定重新申請。

2【腦中風與重大傷病卡】

全民健保重大傷病範圍涵蓋多種疾病，相關資料可至衛服部網站搜尋，此處我們主要著重在腦中風方面。不論是缺血性腦中風或出血

性腦中風，皆符合**30天重大傷病資格**，只要經醫師認定符合急性腦中風重大傷病範圍者，於急性中風發作後一個月內，就醫看診可免健保部分負擔。

依據全民健康保險重大傷病各項疾病檢附資料項目，衛生福利部中央健康保險署提供30類傷病申請重大傷病證明，腦中風屬於第20類急性腦血管疾病。下表擷取重大傷病範圍表中第20類「急性腦血管疾病」的內容。

ICD-9-CM 碼	中文疾病名稱	重大傷病證
	二十、急性腦血管疾病（限急性發作後一個月內）	急性發作後一個月內由醫師逕行認定免申請證明
430	（一）蜘蛛膜下腔出血	
431，432	（二）腦內出血	
433，434	（三）腦梗塞	
435，436，437	（四）其他腦血管疾病	

★資料來源：衛生福利部中央健康保險署《全民健康保險重大傷病各項疾病檢附資料項目參考表》

迷思二：
關於**氣切手術**的迷思

　　家屬面對家人罹患嚴重疾病時，如果接獲醫師建議需要氣切手術的時候，往往會因許多顧慮與迷思而拒絕，包括「在脖子前面開一個洞，病人以後就不會講話了，病人會更痛苦」、「氣切後疾病會拖更久」、「一定很快就康復了，可以再等等看」等不完全正確的觀念，常常困擾著焦急而不知所措的家屬與許多第一線的急重症醫療人員。

　　事實上，並非氣切本身造成疾病拖得更久，而是會需要做到氣切評估的患者，都是罹患嚴重疾病但又度過急性生命威脅期，準備要進入慢性照護的患者，故自然病程就會給人灰暗不佳的刻板印象，尚需有經驗且擅於耐心溝通的醫師，來化解家屬因不理解而產生的擔心，輔導家屬依個別所需，共同做出適當的決策。

1【正確認識氣切及其優缺點】

　　氣切是什麼呢？氣切就是在脖子第二或第三氣管環上切開一小傷口，將人工氣切管由此導入氣管；換言之，就是將呼吸的入口由鼻孔或嘴巴改換到脖子。氣切本身對原來腦部疾病的復元程度沒有直接幫助，其真正的目的及好處有五：

1 可縮短氣道阻力，讓病人呼吸較省力，增加脫離呼吸器的機會。

2 縮短氣道也可使痰液等分泌物較容易咳出，降低肺部感染機率。

3 可改善患者口腔或鼻腔護理清潔、降低嘔吐不適感，比插氣管內管舒適。

4 長期需人工氣道者，管路更換時（痰堵住或故障……）較容易且安全，在病床邊即可完成更換。

5 對於清醒的患者，生命品質（可以飲食、說話、行動）都優於氣管插管。

當然，氣切的可能壞處有二（與口插管比較）：

❶ 需做簡易手術，有手術的風險（一般極少）。

❷ 有一新的傷口，可能有傷口照護的問題（通常不會）。

2【哪些患者需要氣切？】

如果患者患有嚴重疾病，如下：

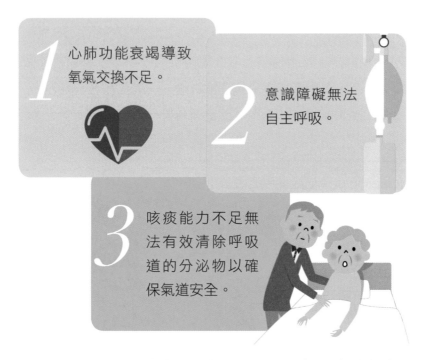

1 心肺功能衰竭導致氧氣交換不足。

2 意識障礙無法自主呼吸。

3 咳痰能力不足無法有效清除呼吸道的分泌物以確保氣道安全。

因上述情形以致於患者罹病超過14～21天仍無法脫離呼吸器，此時醫師會建議氣管切開術。甚至相關的臨床醫學研究報告證實，**嚴重多重創傷或腦損傷的患者，若較早進行氣切手術，可縮短脫離呼吸器的時間，也可縮短加護病房以及醫院的住院天數，其相關併發症較**

少，恢復的預後較佳（此項有實證醫學第一等級的證據）。反過來說，對於罹患復元機會不大的嚴重疾病，但卻暫無生命威脅的患者，在未知照護時間長短的困境下，若選擇不做氣切，將可能面臨更困難的醫療照護現實。所以臨床上很多病患家屬猶豫延遲了一段時間後，發現僵局未解，迫於照護現實與留院治療的期限，最後仍選擇了氣切手術，讓適當的慢性照護得以繼續進行下去。

3 【不做氣切的幾點考量】

家屬通常不做氣切的考量如下：

❶ 家屬充分了解疾病本身的不樂觀預後，考慮積極拔管及撤除維生系統。

❷ 家屬充分了解疾病本身的不樂觀預後，打算接受長期口鼻插管的不佳照護品質之現實，決定採取最消極保守治療的策略。

❸ 家屬在充分了解腦部疾病有機會隨時間慢慢進步，且氣切可幫助縮短呼吸器依賴時間及加速復健進度的情形下，仍決定採取保守治療的策略。

聽聽醫師怎麼說！

建議由真正負責照顧工作的家屬們（而非僅提供意見，但不負責參與實際照顧負擔的親友），經與主治醫師充分討論下，共同做出決定，並一齊同心協力繼續妥善照護病人。

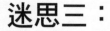

第5章

迷思三：
什麼是急性腦中風後期照護計畫（PAC）？

腦中風是導致失能第一位的疾病，急性腦中風治療出院後，往往需要有完善的復健與照護系統。

自2014年1月開始，衛福部為因應人口老化，並顧及愈來愈多的病患在急性醫療後可能出現失能情形，會大幅造成對醫療體系、家庭及社會照顧的負擔或依賴，故規劃了急性後期之醫療整合照護模式（Post-acute Care，以下稱PAC）。

 ## 【急性腦中風後期照護計畫之目的】

急性腦中風的患者在發病後的三個月為黃金期，依據個別患者失能程度的不同，需配合密集性的復健計畫與醫療照護，使其有更多機會儘快回復身體功能，以降低後續再住院就醫的機率及家庭、社會照顧的負擔。

2【急性腦中風後期 照護計畫之運作模式】

由急性後期照護團隊評估患者是否符合收案條件，安排垂直整合跨醫療院所照護及腦中風急性後期整合照護。PAC模式包含住院模式、日間照護模式、居家模式，各類模式加總合計天數不超過計畫所訂定的天數上限。

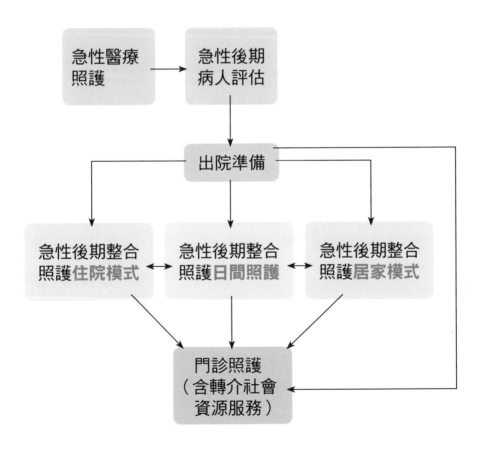

★資料來源：衛生福利部中央健康保險署

1. 急性後期整合照護住院模式：

　　此模式包含跨專業團隊整合照護（醫療、護理、物理治療、職能治療、語言／吞嚥治療、心理治療、社工、營養、醫療諮詢及衛教）、協助心理輔導及銜接社會資源、後續居家照護及技巧指導、共病症／併發症預防及處置。

2. 急性後期整合照護日間照護模式：

　　「日間照護」門診採取全天方式提供照護，提供個案門診復健治療、未來功能重建（functional recovery）、職能輔導（occupational recovery）等身心各項復健，以及護理照護技巧指導（例如：換藥方式、導尿教導、便祕處理等）、營養及飲食指導、轉介社會資源輔導等。

3. 急性後期整合照護居家模式：

　　當患者經評估無法接受此計畫之住院照護模式、日間照護模式或門診復健治療，但仍有積極復健潛能，可選擇有期限之居家復健治療。此模式為物理治療師、職能治療師或語言治療師至患者家中提供居家復健治療，治療的時間與頻率由專業人員評定。

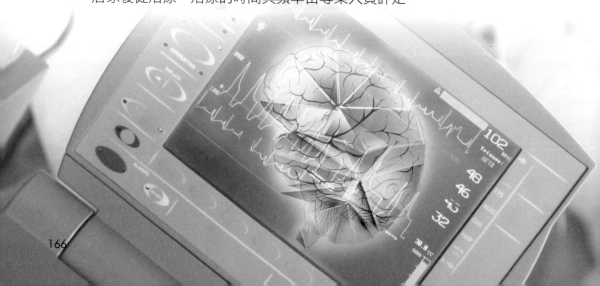

迷思四：以**巴氏量表**申請外籍看護是否困難？

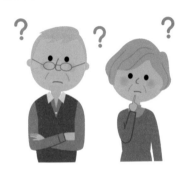

　　當家中有腦中風患者時，家屬可能會想申請外籍看護，然而外籍看護並不是有錢就可以申請，被照護者需要接受巴氏量表的評估，符合相關的條件才可申請。

　　巴氏量表（Barthel Index）是1955年由美國物理治療師巴希爾（Barthel）為了解住院中復健病患的進展狀況所做的評量表，目前被廣泛應用於復健、老年病患的領域，也是醫師團隊用來評估受照顧者（患者）日常生活自理能力的指標。**量表分數越低分，表示受照顧者的生活自理能力不足。**透過評估，可了解受照顧者需要給予什麼照顧輔助，及確認是否符合申請外籍看護。

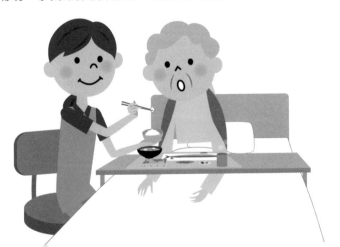

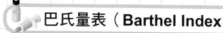

巴氏量表（Barthel Index）

項目	分數	內容
一、進食	10	• 自己在合理的時間內（約10秒鐘吃一口），可用筷子取食眼前食物。若須使用進食輔具，會自行取用穿脫，不須協助。
	5	• 需別人協助取用或切好食物或穿脫進食輔具。
	0	• 無法自行取食。
二、移位（包含由床上平躺到坐起，並可由床移位至輪椅）	15	• 可自行坐起，且由床移位至椅子或輪椅，不須協助，包括輪椅煞車及移開腳踏板，且沒有安全上的顧慮。
	10	• 在上述移位過程中，需些微協助（例如：予以輕扶以保持平衡）或提醒，或是有安全上的顧慮。
	5	• 可自行坐起但需別人協助才能移位至椅子。
	0	• 需別人協助才能坐起，或需兩人幫忙方可移位。
三、個人衛生（包含刷牙、洗臉、洗手及梳頭髮和刮鬍子）	5	• 可自行刷牙、洗臉、洗手及梳頭髮和刮鬍子。
	0	• 需別人協助才能完成上述盥洗項目。

四、如廁 （包含穿脫衣物、擦拭、沖水）	10	• 可自行上下馬桶，便後清潔，不會弄髒衣褲，且沒有安全上的顧慮。倘使用便盆，可自行取放並清洗乾淨。
	5	• 在上述如廁過程中需協助保持平衡、整理衣物或使用衛生紙。
	0	• 無法自行完成如廁過程。
五、洗澡	5	• 可自行完成盆浴或淋浴。
	0	• 需別人協助才能完成盆浴或淋浴。
六、平地走動	15	• 使用或不使用輔具（包括穿支架義肢或無輪子之助行器）皆可獨立行走50公尺以上。
	10	• 需要稍微扶持或口頭教導方向便可行走50公尺以上。
	5	• 雖無法行走，但可獨立操作輪椅或電動輪椅（包含轉彎、進門及接近桌子、床沿）並可推行50公尺以上。
	0	• 需要別人幫忙。
七、上下樓梯	10	• 可自行上下樓梯（可抓扶手或用拐杖）。
	5	• 需要稍微扶持或口頭指導。
	0	• 無法上下樓梯。

第**1**章
基本知識篇

第**2**章
檢查與治療篇

第**4**章
進階篇

第**5**章
照護與福利篇

八、穿脫衣褲鞋襪	10	• 可自行穿脫衣褲鞋襪，必要時使用輔具。	
	5	• 在別人幫忙下，可自行完成一半以上動作。	
	0	• 需要別人完全幫忙。	
九、大便控制	10	• 不會失禁，必要時會自行使用塞劑。	
	5	• 偶而會失禁（每週不超過一次），使用塞劑時需要別人幫忙。	
	0	• 失禁或需要灌腸。	
十、小便控制	10	• 日夜皆不會尿失禁，必要時會自行使用並清理尿布尿套。	
	5	• 偶而會失禁（每週不超過一次），使用尿布尿套時需要別人幫忙。	
	0	• 失禁或需要導尿。	
總分			

註 0～20分：完全依賴　　21～60分：嚴重依賴　　61～90分：中度依賴
91～99分：輕度依賴　　100分：完全獨立

★資料來源：衛生福利部中央健康保險署

1 【巴氏量表申請外籍看護是否困難？】

第**1**章

基本知識篇

第**2**章

檢查與治療篇

第**4**章

進階篇

第**5**章

照護與福利篇

對於家中有患者需要特別照顧的家庭來說，即使家屬想親力親為，但在兼顧家庭與職場蠟燭兩頭燒的狀況下，長期累積的身心壓力與疲憊感是很沉重的。此時，「聘請外籍看護」便成了一項選擇。目前依據巴氏量表申請外籍看護資格的標準如下：

1 　未滿80歲有全日照護需要（巴氏量表為30分以下為原則，最高不得超過35分），才可以申請外籍看護。2012年勞委會於17日公告，放寬申請條件為80歲以上老人，其巴氏量表評估為嚴重依賴（60分以下）；85歲以上老人其巴氏量表評估為輕度依賴（100分以下），便可申請外籍看護資格。

2 　若受照顧者全癱無法自行下床、需24小時使用呼吸器或維生設備、植物人、領有極重度身心障礙手冊或是其他符合長照中心認定符合標準者，巴氏量表可向全台各縣市長期照護管理中心申請在宅鑑定，毋須親赴醫療院所接受鑑定。

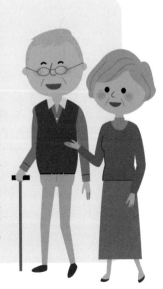

一張圖搞懂申請「外籍看護」的資格

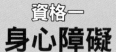

想申請外籍看護？

資格一 **身心障礙**	資格二 **巴氏量表**

身心障礙

不分年齡

❶ 障礙程度：重度

❷ 身心障礙項目：智能障礙者／平衡機能障礙者／植物人／失智症者／自閉症者／染色體異常／先天代謝異常／其他先天缺陷／肢體障礙者（限「運動神經元」或「巴金森氏症」二類疾病，但曾聘僱外籍家庭看護工者，不在此限）／罕見疾病（限運動神經元疾病，但曾聘僱外籍家庭看護工者，不在此限）／多重障礙（至少具有前十一項身心障礙項目之一）

巴氏量表

80歲以下

有全日照護需要者（巴氏量表評分30分以下者，若為35分以上者，申請則須由醫療團隊加註原因）

80歲以上

有嚴重依賴照護需要者（巴氏量表60分以下）

85歲以上

有輕度依賴照護需要者（巴氏量表有任一項目失能者）

2 【誰來計算巴氏量表分數？】

巴氏量表之開立需由兩位醫護人員（至少一位醫師）共同審核開立。鑑於先前曾有不肖醫師或仲介業者開立不實巴氏量表，各醫院多有防範機制與規定，一般為受照顧者六個月內須有六次以上就診紀錄，方始開立，故建議儘早準備並最好有固定的看診醫師。

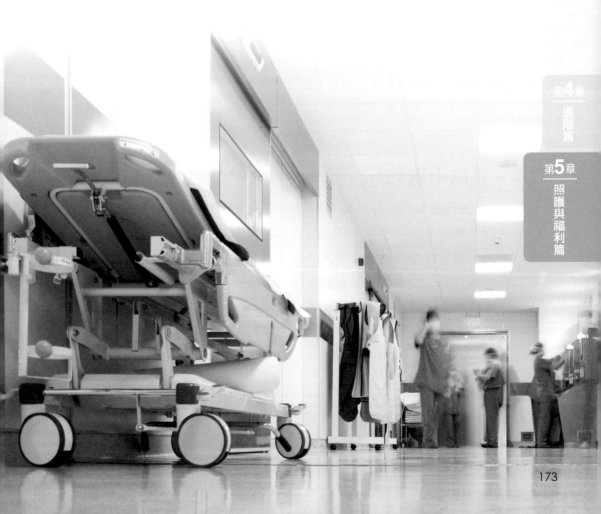

特別收錄：
腦中風小知識

★10月29日世界中風日

2020年健康路跑 活動宣導片

　　腦中風是全球好發的疾病之一，是**全球死因前四名且致殘率第一名的疾病**。根據世界衛生組織（WHO）統計，2016年全球有31%的人口死於腦心血管疾病，其中有多數都是由腦中風引起的。為了使人們關注腦中風議題，及早預防，於是從2006年起，由世界中風組織舉辦相關活動，以呼籲大眾關心腦中風的防治，並訂每年10月29日為世界中風日。世界各國團體為響應此議題，也會舉辦相關活動，向國人宣導腦中風的預防和救治，如每年腦血管病防治基金會舉辦的健康路跑活動。

★ 預防中風333

　　108年腦中風為台灣10大死因第4名，有近1萬2千人死於腦中風。而腦中風的失能後遺症，是台灣成人殘障主因之一。導致腦中風的危險因子除了無法改變的年齡、性別和家族遺傳史外，其餘基於不良生活習慣的危險因子高血壓、高血糖、高血脂、抽菸、肥胖等，都可以透過後天生活模式及習慣的調整，來達到預防腦中風的效果。因此為了使民眾更加注重腦中風議題，政府宣導只要遵循「333守則」，就能減少腦中風發生的風險：

❶ 控「**3**」高：若發現有三高問題，應立即就醫，並依循醫囑持續用藥、定期追蹤，控制血壓、血糖、膽固醇。

❷ 記「**3**」不：不吃**多鹽**、**多糖**、**多油**的食物、不吸菸、不過度飲酒，腦中風危險因子與生活習慣有很大的關聯，保持良好的生活習慣才能遠離腦中風。

❸ 保「**3**」要：要定期關注自己的血壓血糖、要適度規律運動、要善加利用國民健康署提供40歲以上國人成人預防保健服務，遠離慢性病也減少腦中風風險。

★ 臨「微」不亂

　　為了提高民眾警覺，根據FAST口訣延伸出許多標語，除了腦中風學會最新推出的「微笑，舉手，説您好」標語外，在2017年，台灣腦中風學會、台灣神經學學會、台灣腦中風關懷協會、台灣腦中風病友學會推出腦中風徵兆四大口訣「臨微不亂」，也幫助大家能更了解腦中風徵兆，並把握黃金3小時送醫，以降低失能與死亡風險。

標語涵義對應		
F Face 臉部表情不對稱	微笑	微：「微」笑困難
A Arm 手臂無力下垂	舉手	臨：「臨」時手腳軟
S Speech 説話含糊不清	説您好	不：講話「不」清楚
T Time 記得發作時間盡早送醫	打119送醫	亂：別「亂」快送醫

★台灣神經學學會「搶救腦中風，就要臨微不亂」宣導影片：
　掃描或搜尋網址 https://youtu.be/mQAWekDv2eM

175

醫療保健 030

強效圖解！腦中風神救援（醫師解說影音版）：
神經外科權威醫師教你認識、預防、治療中風！

防治一把罩／診斷不求人／治療快易通

作　　　者	崔源生
顧　　　問	曾文旭
社　　　長	王毓芳
編輯統籌	耿文國
主　　　編	吳靜宜
執行編輯	吳佳芬、廖婉婷、黃韻璇
美術編輯	王桂芳、張嘉容
校　　　對	菜鳥
法律顧問	北辰著作權事務所　蕭雄淋律師、幸秋妙律師

初　　版　2021年2月
出　　版　捷徑文化出版事業有限公司──資料夾文化出版
電　　話　（02）2752-5618
傳　　真　（02）2752-5619

定　　價　新台幣350元／港幣117元
產品內容　1書

總 經 銷　知遠文化事業有限公司
地　　址　222新北市深坑區北深路3段155巷25號5樓
電　　話　（02）2664-8800
傳　　真　（02）2664-8801

港澳地區總經銷　和平圖書有限公司
地　　址　香港柴灣嘉業街12號百樂門大廈17樓
電　　話　（852）2804-6687
傳　　真　（852）2804-6409

▶本書部分圖片由 Shutterstock、123RF提供。

捷徑 Book站

現在就上臉書（FACEBOOK）「捷徑BOOK站」並按讚加入粉絲團，
就可享每月不定期新書資訊和粉絲專享小禮物喔！
http://www.facebook.com/royalroadbooks
讀者來函：royalroadbooks@gmail.com

國家圖書館出版品預行編目資料

強效圖解！腦中風神救援（醫師解說影音版）：神經
外科權威醫師教你認識、預防、治療中風！／崔源生
著. — 初版.
-- 臺北市：資料夾文化，2021.2
　面；　公分（醫療保健：030）
ISBN 978-986-5507-55-8（平裝）

1.腦中風　2.保健常識

415.922　　　　　　　　　　　　　　109021552